Dr. med. Prashant Naik
Homöopathie-Ratgeber für Schwangerschaft,
Geburt und Stillzeit

Dr. med. Prashant Naik

Homöopathie-Ratgeber für Schwangerschaft, Geburt und Stillzeit

Schnelle und sichere
Orientierung bei typischen Beschwerden

Mit Tabellen zur Selbstdiagnose

2. Auflage

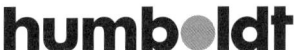

Bibliografische Information der Deutschen Nationalbibliothek
Die Deutsche Nationalbibliothek verzeichnet diese Publikation in der Deutschen
Nationalbibliografie; detaillierte bibliografische Daten sind im Internet über
http://dnb.ddb.de abrufbar.

ISBN 978-3-86910-303-7

Der Autor: Dr. med. Prashant Naik stammt aus Bombay und absolvierte das
Bombay Homoeopathic Medical College & Hospital mit den Schwerpunkten
Gynäkologie und Geburtshilfe. Nach Abschluss des Medizinstudiums mit dem
Erwerb des Doktortitels als indischer homöopathischer Arzt und Arbeit als Assis-
tenzarzt widmete er sich dem Aufbau einer Privatpraxis. Seit 1994 übt er seinen
Beruf aus und hält u. a. regelmäßig Homöopathiekurse und -vorträge.

Danksagung: An dieser Stelle möchte ich Herrn Hans Heizmann und Frau Fatima
Fernands für die Unterstützung bei der Erstellung dieses Manuskriptes danken.

2. Auflage

© 2009 humboldt
Ein Imprint der Schlüterschen Verlagsgesellschaft mbH & Co. KG,
Hans-Böckler-Allee 7, 30173 Hannover
www.schluetersche.de
www.humboldt.de

Covergestaltung: DSP Zeitgeist GmbH, Ettlingen
Innengestaltung: akuSatz Andrea Kunkel, Stuttgart
Titelfoto: Tiplyashin Anatoly / Shutterstock
Satz: PER Medien+Marketing GmbH, Braunschweig
Druck: Artpress Druckerei GmbH, A-6600 Höfen

Gedruckt auf Papier aus nachhaltiger Forstwirtschaft.

Inhalt

Vorwort

Liebe Leserin,

Sie haben gerade von Ihrer Schwangerschaft erfahren. Herzlichen Glückwunsch! Um etwaige Beschwerden, die in den folgenden Monaten auftreten könnten, besser verstehen und gegebenenfalls heilen zu können, haben Sie sich für einen Homöopathie-Ratgeber entschieden. Die Gründe dafür, dass Sie sich gerade für die Homöopathie interessieren, kenne ich natürlich nicht. Aber ich weiß, dass Sie bestimmte Erwartungen an dieses Buch herantragen und Fragen haben – Fragen, die Ihre ganz besondere Lebenssituation als Schwangere betreffen. Ich bin sicher, Sie werden Antworten finden, die Ihnen weiterhelfen.

Aus meiner langjährigen Erfahrung als indischer homöopathischer Arzt kann ich guten Gewissens versichern, dass homöopathische Mittel auf Grund ihrer Ungefährlichkeit für Mutter und Kind – verbunden mit einer hohen Wirksamkeit – unschätzbare Hilfen für die Zeit der Schwangerschaft, der Geburt und des Stillens sind und die Homöopathie im Hinblick auf die Gesundheit des Säuglings eine Vielzahl von Tipps bereithält.

Durch die Einnahme eines entsprechenden homöopathischen Medikaments werden Sie eine Besserung sowohl Ihrer spezifischen Schwangerschaftsbeschwerden als auch Ihres Gesamtzustandes in physischer und psychischer Hinsicht erfahren. Interessanterweise gibt es Mittel, deren positive Wirkung sich nicht nur auf einen der genannten Teilbereiche beschränkt, sondern sich auf den oben genannten Gesamtbereich erstreckt. Frauen, die schon zuvor eine umfassende homöopathische Behandlung durchführen lassen, haben im Allgemeinen nur selten gesundheitliche Probleme während der Schwangerschaft.

Auf den folgenden Seiten werden Sie nun eine ganze Fülle von Anwendungsbereichen homöopathischer Medikamente kennen lernen: für Schwangerschaft, Geburt und die ersten Lebensmonate Ihres Babys. Sie sollen Ihnen das sichere Gefühl geben, dass zahlreiche Beschwerden und Krankheiten mit homöopathischen Mitteln in den Griff zu bekommen sind.

Immer wieder werden Sie durch besondere Hinweise darauf aufmerksam gemacht, dass mit allen homöopathischen Medikamenten verantwortungsvoll umgegangen werden muss. Dies gilt natürlich ganz besonders für die hier angeführten Fälle von Selbstbehandlung.

Nicht alle Beschwerden sind nämlich dafür geeignet. Auch ist die Auswahl eines geeigneten Mittels mitunter recht schwierig. Ausführliche Symptombeschreibungen sollen Ihnen helfen, für Ihr Leiden das richtige Homöopathikum zu finden. Auch der Übergang zu einer höheren oder niedrigeren Potenz als der hier angegebenen sollte von Ihnen nicht eigenmächtig vorgenommen werden. Nicht zuletzt möchte ich Sie davor warnen, ein Medikament anders als in der angegebenen Dosierung anzuwenden.

Ganz allgemein kann davon ausgegangen werden, dass die Anwendung homöopathischer Medikamente in Eigentherapie nur dann zulässig ist, wenn es sich um vorübergehende

Beschwerden handelt, die nach kurzer Behandlung mit homöopathischen Medikamenten abklingen.

Etwas anderes ist es, wenn den Symptomen ein chronischer Krankheitszustand zugrunde liegt. In diesem Fall klingen die Beschwerden auch nach längerer Anwendungszeit nicht ab. Dann ist eine konstitutionelle Behandlung durch einen erfahrenen homöopathischen Arzt der einzige Weg zur Lösung Ihres gesundheitlichen Problems. In jedem Fall empfiehlt es sich, in regelmäßigen Abständen einen Arzt aufzusuchen, der aus seiner Kenntnis und Erfahrung heraus Ihre eigene Einschätzung Ihres Gesundheitszustands, die zur Selbstmedikation führte, bestätigen und gegebenenfalls korrigieren kann. Das vorliegende Buch wird Ihnen darüber nähere Auskunft geben.

Wunder können Sie natürlich nicht erwarten. Immerhin dürfen Sie aber damit rechnen, dass eine ganze Reihe leichterer Beschwerden mit den hier genannten Medikamenten gemildert werden oder sogar verschwinden.

Wichtig: Anhaltende und schwerere Beschwerden gehören in jedem Fall in die Hand eines erfahrenen (homöopathischen) Arztes; hier liegen die Grenzen Ihrer Selbstmedikation. Dies kann nicht oft genug betont werden.

Erlauben Sie mir zum Schluss noch eine Bemerkung: Zeigen Sie dieses Buch auch dem Vater Ihres Kindes, damit er weiß, mit welchen – allerdings beherrschbaren – gesundheitlichen Schwierigkeiten Mutter und Baby konfrontiert sind. Und damit er dazu veranlasst wird, in dieser Zeit besonders rücksichtsvoll mit Ihnen umzugehen. Die Zeit der Geburt ist tatsächlich ein einschneidendes Ereignis im Leben einer Frau und sollte deshalb auch einen ganz besonderen Stellenwert in Ihrem Leben haben. Ich wünsche Ihnen viel Erfolg mit der homöopathischen Vorsorge!

Und nun wünsche ich Ihnen von Herzen einen möglichst beschwerdefreien, normalen und gesicherten Verlauf Ihrer Schwangerschaft und komplikationsfreie erste Lebensmonate für Ihr Baby!

Dr. med. Prashant Naik

Grundlagen der Homöopathie

Rund 200 Jahre ist es her, dass der deutsche Arzt Christian Friedrich Samuel Hahnemann (1785–1843) das homöopathische Heilverfahren „entdeckte". Eine Abhandlung über Heilkräuter, verfasst von dem schottischen Pharmakologen Dr. William Cullen, sollte der Auslöser für seine Forschungen und Selbstversuche sein. Die These Cullens, dass sich Chinin hervorragend zur Behandlung von Malaria eignen würde, obwohl dieses Mittel ganz ähnliche Vergiftungserscheinungen hervorrief, faszinierte den praktischen Arzt aus Meißen so sehr, dass er ihr einfach nachgehen musste. Er beschloss, der Sache auf den Grund zu gehen. Zahlreiche „Arzneimittelprüfungen" an sich selbst, an Freunden und Verwandten führten zu den Erkenntnissen, die in einem neuen Behandlungsprinzip, der Homöopathie, mündeten.

Homöopathische Therapieansätze

Der Begriff „Homöopathie" setzt sich aus zwei griechischen Wörtern zusammen – aus „homoios" = ähnlich und „pathos" = Leiden. Es definiert sich als eine Reiz- und Regulationstherapie, die auf dem Simile- oder Ähnlichkeitsprinzip beruht. Was heißt das nun im Einzelnen?

Die Reiz- und Regulationstheorie

Der homöopathische Ansatz bezieht die körpereigenen Selbstregulations- und Selbstheilungskräfte des Menschen in den Heilungsprozess ein. Wie hat man sich das vorzustellen? Homöopathika, also homöopathische Mittel, lösen einen Reiz aus, indem sie in die zentralen Steuerungsvorgänge des Organismus eingreifen. Dieser reagiert und verbessert so seine Selbstregulation. Durch die Gabe der homöopathischen Mittel werden die körpereigenen Abwehrkräfte derart „reguliert" (geordnet, ausgeglichen), dass es zur Überwindung der Krankheit und damit zu einer Besserung der Beschwerden kommt. Das homöopathische Heilverfahren versucht also, mit dem Immunsystem des Patienten zusammenzuarbeiten. Sein bester Helfer dabei ist die Arznei.

Das Simile- oder Ähnlichkeitsprinzip

Die Vorgehensweise der Schulmedizin, der Allopathie (griech.: „allos" = das Andere, „pathos" = Leiden), dürfte Ihnen bekannt sein. Ziel dieses Behandlungsverfahrens ist die Bekämpfung der Krankheitssymptome, indem für jedes Krankheitsmerkmal ein Gegenmittel eingesetzt wird.

Ganz anders stellt sich die Betrachtungsweise der Homöopathie dar, deren Hauptgrundsatz darin besteht, Gleiches mit Gleichem bzw. Ähnliches mit Ähnlichem zu heilen (lat.: „Similia similibus curentur"). Sie basiert also auf einem ganz einfachen Prinzip:

Heilung ist mit jenem Stoff möglich, der die gleichen oder ähnliche Symptome hervorruft wie die Krankheit selbst. Welche Krankheit es auch zu bekämpfen gilt, die Genesung erfolgt mit dem Mittel, das in seinem Symptombild dem des Heilmittels am nächsten kommt. Nur eine solche Substanz kann die Selbstheilungskräfte des Körpers aktivieren.

Ein einfaches Beispiel: Die Wirkungen beim Zwiebelschälen ähneln den akuten Symptomen eines Schnupfens. Das Medikament, welches aus der roten Zwiebel, der Allium cepa, hergestellt wird, benutzt man deshalb auch, um eine Erkältung zu behandeln.

Das Prinzip der Einzigartigkeit

Die Homöopathie ist eine naturnahe Heilmethode – sie versucht, die Natur zu unterstützen, anstatt sie zu unterdrücken. Sie ist auch ein flexibles Heilsystem, weil sie die Menschen und deren Beschwerden nicht „über einen Kamm schert". Dahinter steht folgende Philosophie:

Jeder Mensch ist einzigartig; keine Person gleicht genau der anderen. Die logische Folge daraus: Das gleiche Mittel hilft nicht notwendigerweise allen Menschen mit ein- und demselben Leiden. Deshalb ist es vor der homöopathischen Medikation das A und O, die Symptome genauestens zu analysieren: die körperlichen Symptome, die geistigen und seelischen Symptome und zudem natürlich die allgemeine Befindlichkeit.

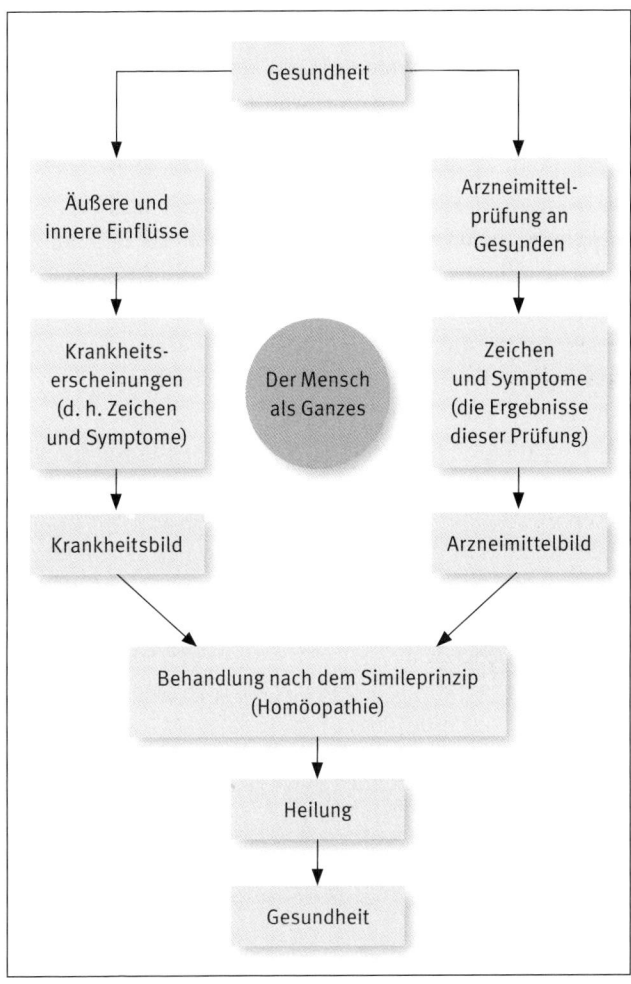

Das Similiabild

Potenzierung oder Dynamisierung des Wirkstoffes

Im Allgemeinen weisen Homöopathika keine ernsthaften Nebenwirkungen auf. Geprüft werden sie immer am gesunden Menschen, da nur dieser subjektive Wirkungen zeigen und mitteilen kann. Tierversuche finden also nicht statt.

Die Prüfungen am Menschen ergeben das sogenannte Arzneimittelbild (AMB). Darunter versteht man die Summe der Symptome, des Gemütszustandes und der pathologischen Veränderungen, die durch die Gabe eines Medikamentes bei Menschen verursacht werden kann. Mit anderen Worten: Sie stellt die Reaktion eines gesunden Menschen auf einen bestimmten Stoff dar.

Homöopathika – in konzentrierter Form verabreicht – wären in den meisten Fällen zu stark, hätten also nicht die gewünschte Wirkung. Deshalb setzte bereits Christian Hahnemann, der „Entdecker" der Homöopathie, die Potenzierung bzw. Dynamisierung der Wirkstoffe ein.

> Die Potenzierung ist ein spezieller schrittweiser Verdünnungs- und Verschüttelungsvorgang. Bei jedem Verdünnungsschritt wird die Ausgangssubstanz in einem Lösungsmittel (Alkohol oder Zucker) durch kräftige Schüttelschläge (Tropfen) oder durch Verreibung (Kügelchen u. Tabletten) dynamisiert. Die Verdünnungsstufen werden als Potenzen bezeichnet.

Bei der Dezimal-Verdünnung (D-Potenzen) wird in einem Verhältnis von 1:10 verdünnt, bei der Centesimal-Verdünnung (C-Potenzen) im Verhältnis 1:100. Die 50-Millesimal-Verdünnung schließlich (LM-Potenzen) enthält den Wirkstoff nur noch in einem Verhältnis von 1:50000. Eine Urtinktur ist die Ausgangssubstanz eines Mittels und bildet die Grundlage für die Potenzen. Zweck des Potenzierens ist, den Vergiftungsgrad der Substanz herabzusetzen, Nebenwirkungen und Verschlimmerungen im Zustand des Patienten zu vermeiden und somit die Heilkräfte optimal zu entfalten und zu aktivieren.

Einnahme und Dosierung

Eine Gabe entspricht 5 Tropfen oder Kügelchen oder 1 Tablette. Homöopathika sollen möglichst nüchtern über die Zunge eingenommen werden; Tropfen gibt man entweder unmittelbar oder mit Hilfe eines Löffels mit Wasser. Kügelchen und Tabletten lässt man auf der Zunge zergehen. Bei akuten Störungen können Sie die hohe Potenz C30 einstündlich oder zweistündlich wiederholen.

Im Allgemein genügen jedoch:
- D6/C6:   3-mal täglich 1 Gabe
- D12/C12: 2-mal täglich 1 Gabe
- D30/C30: 1-mal täglich 1 Gabe

Die oben genannte Abgrenzung ist gebräuchlich, aber sie ist nicht verbindlich festgelegt.
Bei Eintritt einer Besserung der Beschwerden sollte die Gabe nicht wiederholt werden, solange der Gesundungsprozess anhält, da es sich – wie Sie inzwischen wissen – bei der

Homöopathie um eine Reiz- und Regulationstherapie handelt, nicht aber um eine „Holzhammer-Methode".

Bei sehr empfindsamen Menschen und bei zu häufiger Wiederholung der Arzneigabe können sich die Symptome nach der Einnahme verschlimmern, was jedoch als ein positives Zeichen für die richtige Wahl des Mittels zu betrachten ist. Man nennt dies die sogenannte Erstverschlimmerung. Nach Absetzen des Mittels klingen auch die überschießenden Reaktionen rasch wieder ab und hinterlassen eine oft deutlich spürbare Besserung. Erstverschlimmerungen sind also keine schädlichen Nebenwirkungen, sondern eher harmlos. Bei länger andauernden Reaktionen sollten Sie allerdings einen Homöopathen zu Rate ziehen.

Selbstbeobachtung führt zum Erfolg

Damit sich Ihre Beschwerden rasch bessern, ist es wichtig, dass Sie sich selbst und Ihre Krankheitssymptome genau beobachten. Suchen Sie also im Fall einer gesundheitlichen Störung die passende Arznei, indem Sie sich Antworten auf folgenden Fragen geben:

- Lässt sich meine gesundheitliche Störung eindeutig auf eine oder mehrere Ursachen zurückführen und durch sie erklären?
- Was stört mich am meisten?
- Kann ich meine Beschwerden genau lokalisieren?
- Gibt es dabei eine Ausstrahlung?
- Gibt es bei meinen gesundheitlichen Störungen in bestimmten Zeiten oder Situationen eine Steigerung oder etwa ein Nachlassen an Intensität?

- Gibt es besondere Umstände, die meine Beschwerden erleichtern?
- Gibt es für mich ganz spezielle Wünsche und Bedürfnisse?
- Beobachte ich neben meinem hauptsächlichen Leiden noch weitere Symptome?
- Ist neben meinen körperlichen Beschwerden meine seelische Gesundheit intakt geblieben? Gibt es hierin eine Veränderung, seitdem ich krank geworden bin?
- Wie fühle ich mich ganz allgemein?

Orientieren Sie sich, wenn Sie die für Ihre Symptome passende Arznei gefunden haben, an bestimmten Regeln:

- Halten Sie sich an die genauen Richtlinien für die Arzneimittelanwendung einschließlich der Potenzwahl.
- Legen Sie die Abstände bei Wiederholung der Arzneimittelanwendung sinnvoll fest.
- Beobachten Sie die Reaktionen auf die Arzneimittelanwendung. Dabei ist eine Erstverschlimmerung ein gutes Zeichen; diese ist abhängig von der Gabenpotenz wie auch von der Empfindlichkeit des Patienten.

Vorteile der Homöopathie

Fassen wir an dieser Stelle noch einmal die Vorteile der homöopathischen Behandlungstherapie zusammen:

1. Homöopathie sucht in Übereinstimmung mit bewährten Naturheilgesetzen zu heilen und fördert entscheidend den Selbstheilungsprozess.
2. Das Heilverfahren berücksichtigt den ganzen Menschen, beschränkt sich nicht auf eine einzelne Krankheit, unter-

drückt keine Symptome und führt dadurch zur Heilung von innen heraus.

3. Homöopathika rufen keine schädlichen Nebenwirkungen hervor.
4. Sie verursachen keine unerwünschten Reaktionen mit anderen chemischen oder pflanzlichen Medikamenten.
5. Homöopathika führen zu dauerhafter Heilung, zur Ausheilung akuter Beschwerden und verhindern die Entstehung chronischer Fälle.
6. Eine Überdosierung der Medikamente führt nicht zu unerwünschten Nebenwirkungen; deshalb sind homöopathische Mittel ideal für Babys geeignet.
7. Homöopathika sind sowohl für die werdende Mutter als auch für den heranwachsenden Fötus ideale Arzneimittel.

Zur Benutzung dieses Buches

Eingangs ist noch einmal grundsätzlich festzuhalten, dass jeder Mensch in seiner individuellen Leib-Seele-Einheit symptomatische charakteristische Eigenschaften aufweist, das „Symptomenbild". Dazu gehören beispielsweise bestimmte Charaktereigenschaften und Empfindlichkeiten auf Tag und Nacht, auf klimatische Verhältnisse, auf Ruhe oder Bewegung. Dieses Symptomenbild muss bei der homöopathischen Medikation zugrunde gelegt werden.

Aufgrund der festgestellten Beschwerden können Sie anhand des vorliegenden Mittel-Verzeichnisses für die einzelnen in der Schwangerschaft auftretenden Beschwerden ein entsprechendes homöopathisches Medikament wählen. Dabei sollten Sie auch die angeführten individuellen und charakteristischen Symptome des Symptomenbildes berücksichtigen, wobei nicht unbedingt alle für das jeweilige Medikament aufgeführten Krankheitsmerkmale gleichzeitig vorhanden sein müssen.

Oft wird es vorkommen, dass die Beschreibung der homöopathischen Medikamente nicht absolut mit Ihrem individuellen Symptomenbild übereinstimmt. In diesem Fall rate ich Ihnen, zum Medikament mit der größten Ähnlichkeit der Übereinstimmung zu greifen.

In der Regel verwenden Sie die entsprechenden homöopathischen Medikamente, wenn nicht anders angegeben, in der Potenz C6 – 5 Kügelchen 3-mal täglich – bis zur Besserung; danach können Sie die Medikamenteneinnahme beenden. Sollte nach dreitägiger Einnahme keine Besserung eintreten, können Sie auf ein anderes ähnlich passendes Medikament übergehen.

Zur Beachtung

Homöopathische Selbstmedikation kann bei vielen leichten Störungen helfen. Bei allen ernsthaften Beschwerden ist dringend der Rat eines (homöopathischen) Arztes einzuholen!

Der Einsatz homöopathischer Mittel in der Schwangerschaft

Wenn Sie sich bei einer Vielzahl von kleineren Beschwerden, die keine akuten Notfälle darstellen, für den Einsatz homöopathischer Mittel während der Schwangerschaft entscheiden, entgehen Sie mit Sicherheit unangenehmen Nebenwirkungen oder Folgeschäden, die bei vielen allopathischen Medikamenten auftreten können.

Grundsätzlich ist die Homöopathie auch zur Vorbeugung von Krankheiten einzusetzen. Wundern Sie sich also nicht, wenn Ihnen der Arzt zu Beginn der Schwangerschaft ein sogenanntes Konstitutionsmittel verschreibt. Dieses kann nicht nur offenkundige Beschwerden lindern, es soll in erster Linie Tendenzen entgegenwirken, die sich noch nicht zu einem medizinisch diagnostizierbaren Leiden entwickelt haben.

Die Zeit der Schwangerschaft eignet sich ganz besonders gut für eine homöopathische Konstitutionsbehandlung, weil in dieser Zeit die Vitalkraft ganz allgemein stark motiviert und mobilisiert wird und dabei sämtliche konstitutionell bedingte Eigenarten sehr deutlich hervortreten; sie sind die wichtigen Ansatzpunkte für eine effektive homöopathische Behandlung. Gleichzeitig wirkt sich die Behandlung der mütterlichen Symptome auf die Gesundheit des werdenden Lebens aus.

Die Einnahme homöopathischer Medikamente führt nicht selten zu einer spürbaren Stärkung der Gesamtkonstitution, da die Arzneimittelwahl aufgrund des Symptomenbildes der einzelnen Schwangeren erfolgt.

Geraten Sie aber nicht in Panik, wenn es im Verlauf Ihrer Schwangerschaft zu einer Verschlechterung früherer gesundheitlicher Probleme oder auch zu neuen Störungen kommt. Das ist durchaus normal. Sie dürfen nicht aus den Augen verlieren, dass Ihre Schwangerschaft in jedem Fall eine besondere gesundheitliche Belastung für Ihren Körper darstellt.

Homöopathische Medikamente verhelfen Ihnen zu einer Stärkung Ihrer physischen wie psychischen Gesundheit. Wenn Sie sich bereits vor Ihrer Schwangerschaft einer homöopathischen konstitutionellen Behandlung durch einen erfahrenen Arzt unterzogen haben, können Sie damit rechnen, dass Sie nur selten unter Schwangerschaftsbeschwerden leiden werden. Sollten diese dennoch auftreten, so gibt es eine ganze Reihe bewährte homöopathische Mittel, um sie zu lindern.

In den folgenden Kapiteln finden Sie detaillierte Beschreibungen der jeweiligen Beschwerdebilder – mit den entsprechenden Hinweisen auf helfende Homoöpathika.

Blutarmut (Eisenmangel-Anämie)

Eine zu geringe Eisenversorgung des Körpers in der Schwangerschaft gehört wohl zu den am meisten diagnostizierten Mangelerscheinungen. Dabei ist Eisen schon für die Entwicklung des im Mutterleib heranwachsenden Kindes lebensnotwendig.

Die Bildung des roten Blutfarbstoffs Hämoglobin – Träger des eingeatmeten Sauerstoffs und gleichzeitig dessen Beförderer zu den Zellen – hängt von der zugeführten Eisenmenge ab. Ein Defizit führt zur Anämie, das heißt zu einem Mangel an dem Sauerstoffträger Hämoglobin. Wohl die häufigste Ursache dafür ist der erhöhte Eisenbedarf während der Schwangerschaft. Zu den Symptomen von Eisenmangel gehören: Ohnmacht und Schwindel; Blässe; ungesund aussehende Haut, Bindehaut und Fingernägel; Schwächezustände und Müdigkeit; Kurzatmigkeit; Herzklopfen.

Warnhinweis
Behandeln Sie Blutarmut immer erst nach Rücksprache mit Ihrem Arzt als ergänzende Hilfe.

Allgemeine Ratschläge

Bevor Sie gleich zur Eisentablette (am besten mit Vitamin C) oder zu einem Homöopathikum greifen, überprüfen Sie zunächst einmal Ihre Ernährung. In den meisten Fällen lässt sich durch eine Ernährungsumstellung schon eine Besserung erzielen. Nehmen Sie verstärkt eisenhaltige Nahrungsmittel zu sich.

Dazu gehören Vollkornbrot, Rindfleisch und Leber, grünblättrige Gemüse und Salate wie Spinat, Feldsalat, Petersilie, aber auch Karotten, Rote Bete oder Sellerie. Beträufeln Sie Salat jeweils mit Zitronensaft, da Zitronensäure die Aufnahme von Eisen durch den Körper verbessert. Trinken Sie Brennnesseltee, da dieser den Eisenstoffwechsel günstig beeinflusst.

Homöopathische Behandlung

Ferrum phosphoricum D3 regt die Resorption, also die Aufnahme von Eisen an und fördert die Bildung des roten Blutfarbstoffs Hämoglobin. Das Mittel wird angewandt bei „Schneewittchen"-Typen (mit weißer, durchscheinender Haut). Nehmen Sie bei Bedarf 3-mal täglich 2 Tabletten.

Kalium Carbonicum D6 Bei allgemeiner Schwäche mit Neigung zu Anämie ist Kalium Carbonicum gut geeignet.

China D6 Das Homöopathikum China wird bei Schwäche nach Blutverlust und in der Rekonvaleszenz gegeben. Auch ein zusätzliches Konstitutionsmittel kann angezeigt sein.
Unter einem konstitutionellen Mittel versteht man ein Medikament, welches sowohl aufgrund des Temperaments, Charakters und allgemeiner Reaktionen des Patienten als auch aufgrund der lokalen Symptome der Erkrankung verordnet wird.

Brustprobleme

Es ist ganz normal, dass im Verlauf der Schwangerschaft Brustbeschwerden auftreten. Leichtere können Sie selbst mit homöopathischen Mitteln lindern.

Warnhinweis
Treten bei Ihnen Brustschmerzen in Verbindung mit der Bildung von Knoten, der Schwellung von Lymphknoten in der Achselhöhle oder mit Fieber auf, so ist Ihnen dringend anzuraten, einen (homöopathischen) Arzt aufzusuchen!

Schmerzhafte Brüste

Mögliche Ursachen für schmerzhafte Brüste sind hormonelle Veränderungen; der Organismus, und hier besonders die Brust stellt sich auf die bald einsetzende Milchproduktion ein. Dadurch kann es zu Beschwerden kommen. Symptome können sein: Unbehagen, Druckempfindlichkeit, Spannungs- und Schweregefühl der Brüste.

Allgemeine Ratschläge

Angezeigt ist eine sorgfältige Pflege und Hygiene der Brüste. Schonen Sie sich, machen Sie Entspannungsübungen.

Homöopathische Behandlung

Belladonna C6   empfiehlt sich immer dann, wenn sich die Brüste hart und gespannt anfühlen, wenn sie etwas anschwellen, sich rote Streifen abzeichnen und sie gegen jede Berührung empfindlich sind. Dabei sind sie meist heiß, gerötet und von pochenden Schmerzen erfüllt.

Bryonia C6   eignet sich zur Behandlung, wenn sich die Brüste hart und gespannt anfühlen. Meist sehen sie blass aus und sind dabei heiß und schmerzhaft. Eine Besserung lässt sich sowohl durch Hochbinden der Brüste als auch durch Ruhe erzielen.

Conium C6   Wenn es sich um eher leichte Beschwerden im Zusammenhang mit der Brustvergrößerung handelt, ist Conium anzuwenden. Die Brüste sind hierbei oft hart und berührungsempfindlich; Stechen in den Brustwarzen und

Schmerzen treten bei jedem Schritt auf. Ursachen können auch Verletzungen der Brust sein.

Phytolacca C6 Symptome, die eine Behandlung mit Phytolacca nahe legen, sind: volle, steinharte und schmerzhafte Brüste, bei denen die Schmerzen wie elektrische Schläge pulsieren und auf den ganzen Körper übergreifen.

Pulsatilla C6 Anwendungsgebiet sind Brustschmerzen, die plötzlich auftreten und genauso schnell wieder verschwinden. Sie können allerdings auch sehr stark sein. Mitunter schießt Ihnen Milch in die Brust ein, es wird Ihnen heiß, Sie fühlen sich unwohl, neigen zu Tränen, sind reizbar und verlangen nach frischer Luft. Dann ist Pulsatilla das geeignete Mittel.

Eingesunkene Brustwarzen
Bei einer eingesunkenen Brustwarze, auch Hohlwarze genannt, ist der Warzenhof eingestülpt. Wird eine zur Einsenkung neigende Brustwarze von frühester Jugend an behandelt, so ist es meist möglich, eine stärkere Einziehung zu verhüten.

Allgemeine Ratschläge
Während der Schwangerschaft müssen eingesunkene Brustwarzen täglich herausgezogen und massiert werden.

Homöopathische Behandlung
Sarsaparilla C6 Dieses Medikament empfiehlt sich, wenn die eingezogenen Brustwarzen klein, welk und nicht erregbar sind.

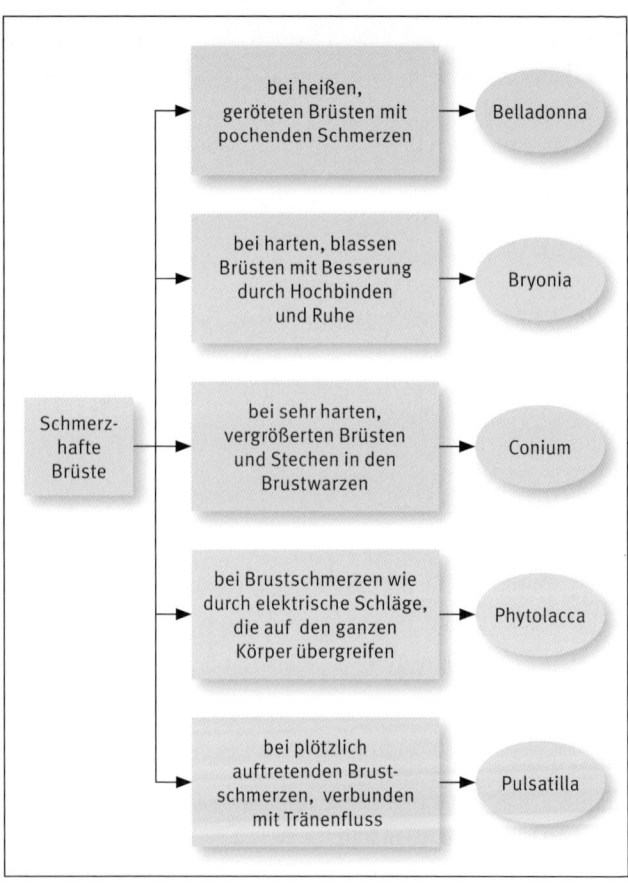

Schmerzhafte Brüste in der Schwangerschaft

Silicea D6 Wenn die Brustwarzen wie Trichter eingezogen sind, sollten Sie es mit Silicea versuchen.

Phytolacca C6 Hauptanwendungsgebiet sind nach innen gestülpte Brustwarzen, die empfindlich, wund und eingerissen sind. Die Brust selbst ist dabei voll, steinhart und empfindlich.

Durchfallerkrankungen

Mögliche Ursachen für Durchfallerkrankungen in der Schwangerschaft sind Nahrungsmittelvergiftungen durch ungewohnte oder verdorbene Speisen; aber auch bakterielle oder Virusinfektionen können eine Darmentzündung verursachen.

Warnhinweis
Sollte der Durchfall länger als einen Tag anhalten und kommt Fieber hinzu, ist dringend anzuraten, den Arzt aufzusuchen.

Allgemeine Ratschläge

Trinken Sie reichlich Flüssigkeit und gleichen Sie den Mineralhaushalt aus. Halten Sie strenge Diät.

Homöopathische Behandlung

Arsenicum album C6 Der Durchfall, der mit Arsenicum album zu behandeln ist, tritt verstärkt nach dem Essen oder Trinken auf. Ursächlich hängt er mit dem Essen und Trinken zusammen: kalte Früchte, Eier, eisgekühlte Getränke und verdorbene Speisen können die Verursacher sein. Dabei ist der Stuhl eher spärlich, dunkel gefärbt und von beißendem Geruch; nach dem Stuhlgang kommt es zu Erschöpfungszuständen, begleitet von Angst und innerer

Unruhe; der Durst ist stark, wird aber bereits durch kleine Schlucke eines Getränkes gestillt.

Pulsatilla C6 Der mit Pulsatilla zu lindernde Durchfall tritt ausschließlich oder meistens nachts auf; er ist wässrig, grünlich-gelb, von unterschiedlicher Beschaffenheit. Er rührt von Obst oder von kalten Speisen her, von Getränken oder auch von Eiscreme. Er ist nicht von Durstgefühl begleitet.

Sulfur C6 Wenn Sie wegen Durchfall frühmorgens aus dem Bett getrieben werden, jedoch keine Schmerzen haben, ist Sulfur das geeignete Mittel. Die Ausscheidung des scharfen Stuhls verursacht freilich Schmerzen im Bereich um den Anus, der gerötet und wund wird.

Veratrum album C6 Wenn Durchfall wiederholt auftritt, grünlich und wässrig ist und schwallartig erfolgt, nehmen Sie am besten Veratrum album. Diese Durchfallart ist meist von einer Kolik begleitet, die Hände und Füße erfasst und sich überallhin ausbreitet. Das Erbrechen, begleitet von kaltem Schweiß auf der Stirn, führt zu einem raschen Kräfteverfall.

Nux vomica C6 Es eignet sich hervorragend bei Durchfällen, die morgens nach dem Aufstehen auftreten. Trotz des häufigen Drangs zur Ausscheidung werden nur geringe Stuhlmengen abgegeben. Sie hinterlassen allerdings das Gefühl, dass der Zustand noch nicht beendet ist; die Erleichterung nach dem Stuhlgang hält nicht lange an. Oft wird der Durchfall durch den Genuss von Kaffee oder Alkohol verursacht, von scharfen, stark gewürzten Speisen, auch von einer zu großen Speisemenge. Ein anderer möglicher Grund liegt in einer lang andauernden geistigen Überbeanspruchung.

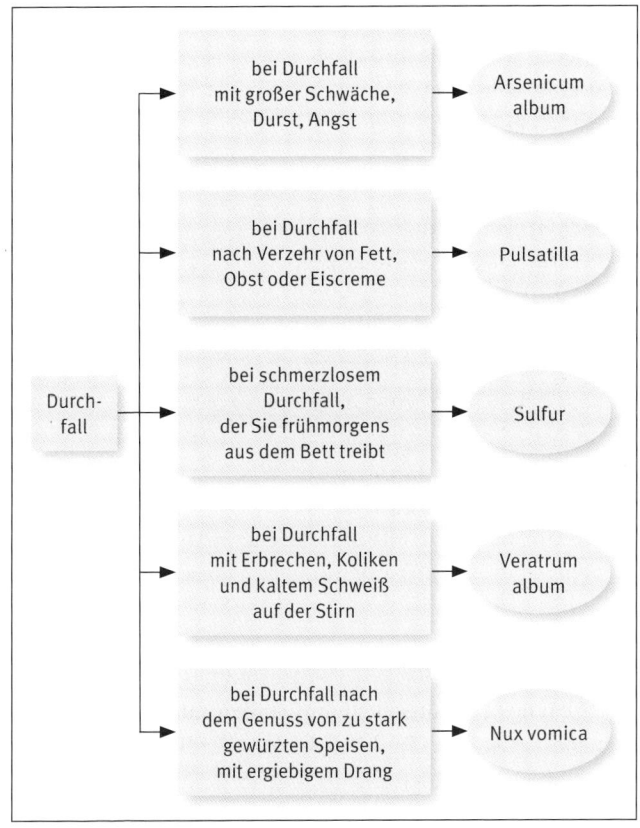

	bei Durchfall mit großer Schwäche, Durst, Angst	→ Arsenicum album
	bei Durchfall nach Verzehr von Fett, Obst oder Eiscreme	→ Pulsatilla
Durch-fall →	bei schmerzlosem Durchfall, der Sie frühmorgens aus dem Bett treibt	→ Sulfur
	bei Durchfall mit Erbrechen, Koliken und kaltem Schweiß auf der Stirn	→ Veratrum album
	bei Durchfall nach dem Genuss von zu stark gewürzten Speisen, mit ergiebigem Drang	→ Nux vomica

Durchfall in der Schwangerschaft

Erbrechen und Übelkeit

Die Ursachen für die Übelkeitsanfälle sind nicht genau bekannt, doch man nimmt an, dass die Beschwerden mit der Überproduktion von weiblichen Geschlechtshormonen in der Frühschwangerschaft zusammenhängen. Auch eine Störung des seelischen Gleichgewichts scheint dabei eine Rolle zu spielen.

Warnhinweis

Bei hochgradiger Übelkeit gepaart mit Erbrechen, insbesondere dann, wenn sie mehrfach am Tag auftritt oder wenn Sie gleichzeitig einen Gewichtsverlust feststellen, ist es notwendig, dass Sie den Arzt aufsuchen! Ähnlich wie beim Durchfall besteht auch bei anhaltendem Erbrechen die Gefahr des Austrocknens.

Allgemeine Ratschläge

Essen Sie viele kleine Mahlzeiten über den Tag verteilt und trinken Sie kleine Schlucke, um den Flüssigkeits- und Mineralhaushalt zu stabilisieren. Nehmen Sie morgens vor dem Aufstehen ein paar trockene Kekse zu sich und trinken Sie Tee statt Kaffee. Vermeiden Sie fette und stark gewürzte Speisen. Ruhen Sie sich so oft wie möglich aus.

Homöopathische Behandlung

Cocculus C12/D12   Bei Übelkeit und Erbrechen, das durch Auto- und Bahnfahrten oder Flugreisen hervorgerufen wird, eignet sich Cocculus. Oft entsteht diese Übelkeit auch schon beim Anblick sich bewegender Fahrzeuge oder durch den Anblick von Speisen. Bereits der bloße Gedanke an Essen oder ein Geruch kann zu den beschriebenen Beschwerden führen, mitunter auch Schlafmangel. Wenn Sie sehr empfindsam sind, leicht beleidigt, unter Kopfschmerzen, Mattigkeit und Schwäche leiden, dann ist Cocculus für Sie das geeignete Mittel.

Icuanha C12/D12   Dieses Mittel hilft bei beständiger und andauernder Übelkeit, verbunden mit reichlichem Speichelfluss. Das Erbrechen erfolgt meist mit eiweißartigem Schleim und in großen Mengen; eine Erleichterung tritt dadurch nicht ein. Schläfrigkeit kommt hinzu; die Zunge ist nicht belegt.

Nux vomica C12/D12   Bei andauernder Übelkeit morgens oder nach dem Essen eignet sich Nux vomica. Sie haben instinktiv das Gefühl, dass Ihnen Erbrechen Erleichterung verschaffen könnte; diese ist jedoch nur von kurzer Dauer. Nux vomica eignet sich insbesondere dann, wenn Sie sehr schlank, leicht reizbar, nervös, anspruchsvoll sich selbst gegenüber, aber auch überempfindlich sind gegen Lärm, Musik, Geräusche oder Licht. Sie können keinen Widerspruch ertragen. Sie haben große Lust auf alkoholische Getränke und stark gewürzte Speisen.

Sepia C30   Wenn Sie unter schwankenden Stimmungen leiden, die oft bis zur Schwermut gehen oder zu unerklärlicher Gleichgültigkeit gegenüber den Menschen, die sie am meisten lieben, hilft Sepia. Eine Neigung zu Ohnmachtsanfällen kommt bei diesem Beschwerdebild oft hinzu. Die Übelkeit tritt meist morgens auf; sie wird ausgelöst durch den Anblick von Speisen oder durch deren Geruch. Das Erbrochene ist milchartig; charakteristisch ist eine Gelbfärbung quer über Nase und Wangen. Das Gefühl der Magenleere wird durch Essen nicht beseitigt; dies geht so weit, dass Sie das Gefühl haben, im Inneren ihres Körpers eine Kugel zu haben. Ihr Verlangen richtet sich auf Süßigkeiten, auf Essig oder saure Speisen.

Tabaccum C6   Eignet sich bei Übelkeit und anfallartig auftretendem Erbrechen. Es ist Ihnen so übel, dass Ihre Haut blass erscheint und kalt ist. Wenn Sie erbrechen, dann geschieht dies heftig. Ihnen bricht der kalte Schweiß aus, sobald Sie sich bewegen. Das Erbrechen ist von Ohnmachtsanfällen begleitet. Ihr Zustand bessert sich an frischer Luft.

Lobelia C6   Bei starker Übelkeit und Erbrechen und bei morgendlicher Übelkeit ist Lobelia zu empfehlen. Das Erbrechen erfolgt mit reichlichem Speichelfluss und ist mit deutlicher Erschöpfung gepaart. Nicht selten sind Sie dabei in kaltem Schweiß gebadet; das Ganze wird von einem Gefühl des Unwohlseins in der Magengrube begleitet. Ansonsten ist der Appetit nicht gestört.

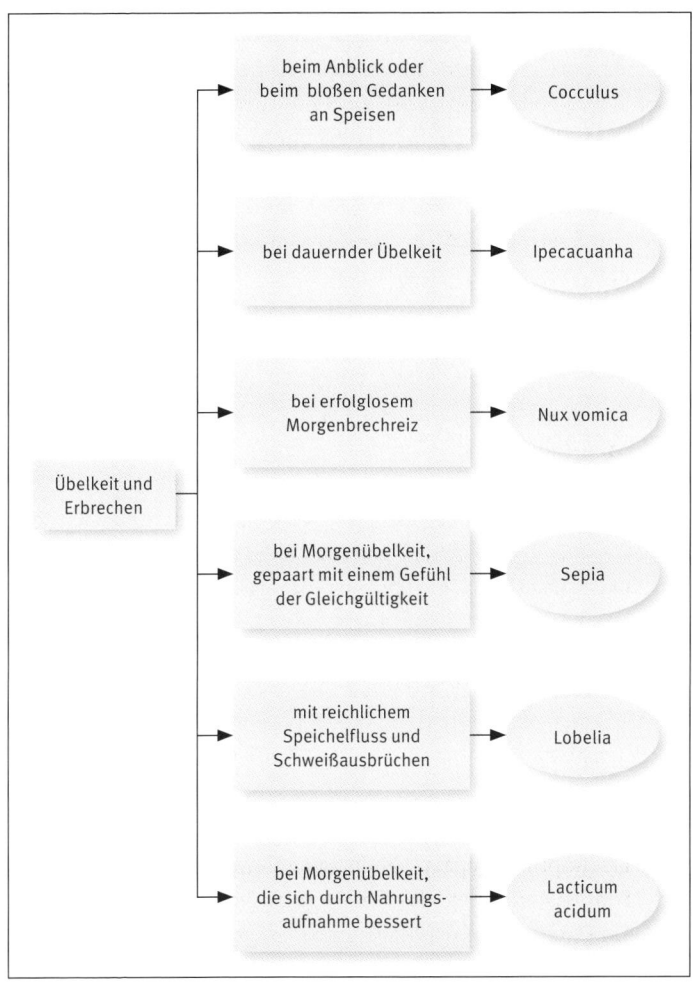

Übelkeit und Erbrechen während der Schwangerschaft

Symphoricarpus racemosa C6   Seine Anwendung ist in all jenen Fällen angezeigt, bei denen eine Abneigung gegen jegliches Nahrungsmittel besteht und jede Bewegung den Zustand verschlechtert. Die Ruhelage dagegen (am besten auf dem Rücken liegend) verschafft Besserung. Symphoricarpus racemosa ist ein gutes Medikament bei ständiger Übelkeit und in allen hartnäckigen Fällen.

Apomorphinum hydrochloricum C6   Weil Apomorphinum hydrochloricum geeignet ist, als Grundsubstanz Übelkeit und Erbrechen hervorzurufen, ist es in homöopathischer Dosierung (C6) geradezu ideal geeignet, Übelkeit und Erbrechen sehr schnell und durchgreifend zu bekämpfen. Dies gilt gerade in jenen Fällen, in denen Übelkeit und Erbrechen ihre Ursache im Bestehen der Schwangerschaft haben.

Lacticum acidum C6   Ein bewährtes Mittel beim Auftreten von Übelkeit in der Schwangerschaft ist Lacticum acidum. Vor allem dann, wenn das Unwohlsein sich morgens rapide verschlechtert, begleitet ist von saurem Aufstoßen und vermehrtem Speichelfluss, sich jedoch beim Essen wieder bessert.

Abweichendes Essverhalten

Mögliche Ursachen für Heißhunger auf bestimmte Nahrungsmittel wie auch für deren ausgesprochene Ablehnung sind neben rein psychologischen Faktoren vor allem in den mit der Schwangerschaft verbundenen hormonellen Veränderungen zu suchen.

Allgemeine Ratschläge

Die alten Vorstellungen über Ernährung in der Schwangerschaft sitzen noch immer tief in unseren Köpfen. Wer kennt nicht den Satz „Du musst jetzt für zwei essen". Er stimmt mitnichten! Nicht mehr, sondern das Richtige essen, heißt die Devise.

Sie sollten Ihre Ernährung gleich zu Beginn der Schwangerschaft bewusst umstellen und vollwertig gestalten. Alkohol und Nikotin sollten Sie unbedingt meiden! Sie schaden damit dem Kind.

Bevorzugen Sie Lebensmittel aus den folgenden Gruppen:
- Milch und Milchprodukte
- Mageres Fleisch
- Kartoffeln und Vollkornprodukte
- Grünes Gemüse und frisches Obst

Maßhalten sollten Sie dagegen bei Fett, Zucker, Gebäck aus weißem Mehl, Süßigkeiten und süßen Getränken wie bestimmten Fruchtsäften oder Limonaden. Sie enthalten nur wenige Mineralien und Vitamine, sind aber wahre Kalorienbomben!

Homöopathische Behandlung

Gegen abartige Essgelüste oder Aversionen gegen Nahrungsmittel können Sie mit homöopathischen Mitteln wirksam vorgehen. Dies sollten Sie spätestens dann tun, wenn eine der beiden Formen auch nach den ersten Schwangerschaftswochen bestehen bleiben.

> **Beachten Sie**
> Die bei jedem der folgenden Medikamente genannten Nahrungsmittel sind in der Reihenfolge abnehmender Intensität des Heißhungers oder der Abneigung gegen Nahrungsmittel aufgeführt.

Calcarea carbonica C30   Gut geeignetes Mittel bei Heißhunger auf weich gekochte Eier, Süßigkeiten (besonders Backwaren, Torten, Eiscreme), Salz, Oliven, Käse und Nüsse. Auch bei Abneigung gegen Milch, Fett, Fleisch, Kaffee und Teigwaren hilft Calcarea carbonica.

Ignatia C30   Lindert den Heißhunger auf Käse sowie die Abneigung gegen Obst.

Pulsatilla C30   Wenn Sie immer wieder unbändige Lust auf Butter, Sahne, Schlagsahne, Käse, Eiscreme, kalte Speisen, Erdnüsse, auf Süßigkeiten und hart gekochte Eier haben oder eine Abneigung gegen fette und reichhaltige Speisen, Schweinefleisch und warmes Essen verspüren, sollten Sie es mit Pulsatilla versuchen.

Sepia C30   Hilft bei Heißhunger auf Süßes und Schokolade, Essig und saure Speisen sowie Brot. Auch bei Abneigung gegen Fette, Salz und Fleisch einzusetzen.

Sulfur C30   Lindert den Drang nach Süßigkeiten, Schokolade und Eiscreme sowie den Heißhunger auf fette, stark gewürzte und pikante Speisen, auf alkoholische Getränke wie Bier oder Whisky. Auch der große Hunger auf Fleisch oder auf jede Menge Äpfel kann gestoppt werden.

Sulfur reguliert gleichermaßen die Abneigung gegen Eier (insbesondere Eigelb), saure Speisen, Oliven und Leber.

Argentum nitricum C30   Wer bei solchen Attacken den reinen Zucker isst sowie Salz, Eiscreme, Käse und andere Fette „herunterschlingt" oder eine Abneigung gegen Schweinefleisch hat, sollte das Mittel Argentum nitricum versuchen.

Calcarea phosphorica C30   Dieses Homöopathikum hilft bei Essattacken, bei denen Geräuchertes, Wurst (Hot dogs), Schinken, Salamiwurst, Salz und gesalzene Speisen das Ziel der Gelüste sind. Es hilft auch bei Abneigung gegen Milch.

Asarum C30   Bei starkem unüberwindbarem Verlangen nach alkoholischen Getränken lindert Asarum.

Nux vomica C30   Bei Hunger auf stark gewürzte und pikante Speisen und Fettes, bei Appetit auf alkoholische Getränke, Kaffee, Tabakwaren oder andere starke Stimulanien nehmen Sie am besten Nux vomica.

Phosphorus C30   Bei Lust auf Schokolade, Eiscreme oder kalte Speisen und Getränke oder Appetit auf gewürzte Speisen, Reis, Milch, alkoholische Getränke (besonders Wein) sowie bei Abneigung gegen Süßigkeiten, Obst, warme Speisen und Getränke hilft Phosphorus.

Magnesium carbonicum C30   Schafft Besserung bei Heißhunger auf Fleisch, Brot und Butter sowie bei Abneigung gegen Gemüse und Obst.

Arsenicum album C30   Bei nachhaltigem Hunger auf Fettiges, besonders auf Schweinefett oder Olivenöl, auf saure Speisen wie Zitronen und Lust auf Brot; bei unbändigem Durst auf alkoholische Getränke, besonders auf Wein und Whisky, ist Arsenicum album hilfreich. Auch bei Abneigung gegen Mehlspeisen und Teigwaren, Bohnen und Erbsen können Sie es einnehmen.

Natrium muriaticum C30   Wenn Sie starkes Verlangen haben nach Salz, sauren Speisen, wie Zitrone, oder nach bitteren Speisen, nach Bier, Schokolade, Fisch oder sogar nach verbrannten Speisen (verbranntem Brot), sollten Sie Natrium muriaticum ausprobieren. Es hilft auch bei Abneigung gegenüber Fettigem, üppigen Speisen, Teigwaren, Eiweiß, Hähnchen und Brot.

Causticum C30   Empfiehlt sich bei Heißhunger auf gesalzene Speisen wie Schinken, Rauchfleisch oder Wurst sowie bei Abneigung gegen Süßes.

Colchicum C30   Wenn Sie schon gegen den Geruch von Eiern oder Fischen eine ausgeprägte Abneigung empfingen, hilft Ihnen Colchicum.

Das Wachstum des Embryos

Falls Sie in der Schwangerschaft nur wenig zunehmen oder aber plötzlich an Gewicht verlieren, sollten Sie ebenfalls möglichst rasch den Arzt aufsuchen. Es könnte nämlich sein, dass mit der Plazentafunktion etwas nicht in Ordnung ist.

Sie wissen, in der Plazenta, dem sogenannten Mutterkuchen, treffen kindlicher und mütterlicher Blutkreislauf zusammen. Lediglich eine dünne Membran trennt beide voneinander. Diese Membran ist lebenswichtig für die Versorgung des im Mutterleib heranwachsenden Kindes, denn durch sie dringen die Nährstoffe, die der Embryo braucht. Wenn die Plazenta also nicht richtig funktioniert, kann die Versorgung des Kindes leiden.

In allen anderen Fällen können Homöopathika das Wachstum des Embryos in natürlicherweise unterstützen. Nehmen Sie eines der angezeigten Mittel allerdings nur nach vorheriger Absprache mit Ihrem Arzt ein.

Allgemeine Ratschläge

Am besten ist – wie schon auf Seite 37 beschrieben – eine gesunde und ausgewogene Ernährung. Dann sind Sie und Ihr Kind gleichermaßen gut versorgt.

Homöopathische Behandlung

Calcium phosphoricum C6 Eine Dosis pro Woche genügt, um Mutter und Kind mit Mineralien zu versorgen (katalysatorische Wirkung).

Sulfur C6   Auch hier reicht eine Dosis pro Woche (über einen Zeitraum von 6 Wochen), um eine antimiasmatische Wirkung zu erzielen.

Was heißt das?

Medikamente mit sogenannter antimiasmatischer Wirkung sind in der Lage, die „Miasmen" zu heilen. Miasmen sind angeborene, erworbene oder vererbte Krankheitsanlagen, von denen man glaubt, dass sie chronischen und immer wieder auftretenden Krankheiten zugrunde liegen. Christian Hahnemann, der „Vater" der Homöopathie, unterschied mehrere Miasmen. Dazu gehören Syphillis, Sykosis und Psora. Bei Letzteren handelt es sich um eine Krankheitsanlage, die sich nach einer ergebnislosen Unterdrückung von Hautkrankheiten äußert. Diese drei Miasmen waren nach Ansicht Hahnemanns die Manifestation aller chronischen Krankheiten.

Was heißt das für Sie? Sollten in Ihrer Familie Krankheiten vorkommen wie Hautekzeme, Asthma oder Hämorrhoiden, können Sie mit Sulfur eventuell positiv beeinflussen, dass Ihr Kind die Bereitschaft oder Empfindlichkeit, einmal von diesen Krankheiten betroffen zu sein, nicht vererbt bekommt.

Halsschmerzen

Die häufigsten Ursachen für Halsschmerzen sind Infektionen, Allergien und chemische Reize, hervorgerufen durch Zigarettenrauch, sowie Hals- oder Mandelentzündungen.

Allgemeine Ratschläge

Meiden Sie möglichst die Reizung Ihrer Luftwege durch Rauch oder Staub. Wenn es Sie trotzdem „erwischt" hat, ist das Gurgeln mit einer verdünnten Echinacea-Tinktur (25 Tropfen Echinacea-Urtinktur in 100 ml Wasser auflösen) schmerz- und reizlindernd.

Warnhinweis
Bei schweren, lang anhaltenden oder mit Fieber verbundenen Halsschmerzen sollten Sie unbedingt den (homöopathischen) Arzt aufsuchen.

Homöopathische Behandlung

Aconitum C6 hilft bei plötzlich auftretenden Halsschmerzen, beispielsweise im Anfangsstadium einer Erkältung, wie sie oft nach einem Aufenthalt in kaltem und trockenem Wind auftritt. Begleitet werden sie meist von Unruhe, leichtem Frösteln und Durst.

Belladonna C6 eignet sich immer dann, wenn die auftretenden Halsschmerzen dazu führen, dass sich die Schleimhaut des Halses, insbesondere ihre rechte Seite, rosarot färbt und die Haut sich trocken und heiß anfühlt. Trotz heftigen Durstes widerstrebt der Schwangeren das Trinken.

Lachesis C6 Hilfreich bei linksseitigen Halsschmerzen, die mit einer purpurroten Entzündung des Halses einhergehen. Die Schmerzen verschlimmern sich durch Wärme und bessern sich durch die Zufuhr kalter Getränke. Wenn Sie im Übrigen sehr empfindlich sind gegen Berührung und gegen einengende Kleidung im Halsbereich, eignet sich Lachesis ebenfalls gut.

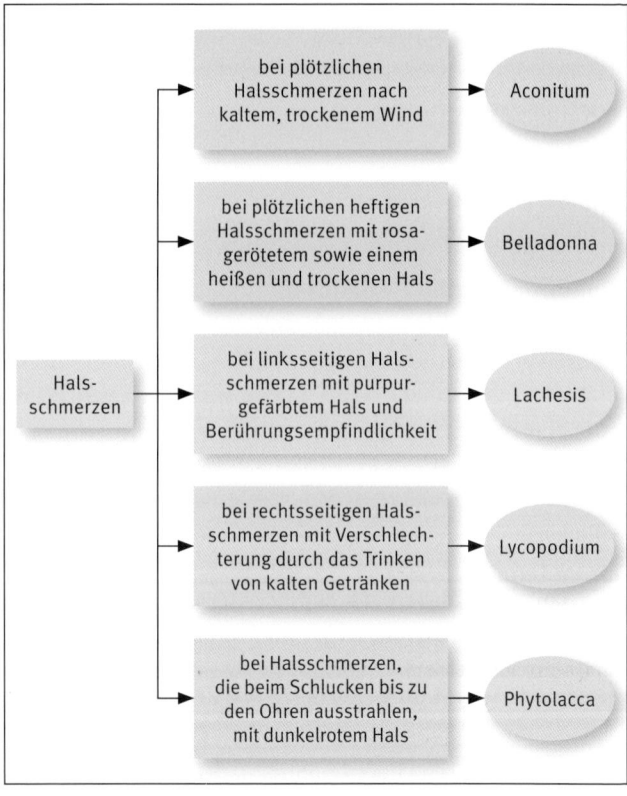

Halsschmerzen während der Schwangerschaft

Lycopodium C6 Bei rechtsseitigen Halsschmerzen, die durch das Trinken kalter Getränke und oft im Verlauf des Nachmittags schlechter werden, ist Lycopodium einzunehmen.

Phytolacca C6 Bei beidseitigen Halsschmerzen, die von einer feurig-dunkelroten Entzündung begleitet sind, und die beim Schlucken bis zu den Ohren ausstrahlen, sollten Sie Phytolacca einnehmen; durch das Trinken warmer Getränke erfahren Sie häufig auch Linderung.

Hämorrhoiden

Als mögliche Ursache kommt zum einen Überanstrengung beim Stuhlgang oder eine mögliche Verstopfung in Frage; ein anderer Grund kann darin liegen, dass die Gebärmutter auf die Venen im Beckenraum drückt.

Allgemeine Ratschläge

Um Verstopfungen entgegenzuwirken und die Verdauung zu verbessern, sollten Sie ballaststoffreiche Kost essen. Nicht nur Sie profitieren davon, wie schon auf Seite 37 ausgeführt, sondern auch Ihr Kind.

- Essen Sie Hülsenfrüchte, frisches Gemüse und Obst und lassen Sie die Hände weg vom Weißbrot – Vollkornbrot ist einfach besser.
- Wichtig: Trinken Sie reichlich, möglichst Mineralwasser oder ungesüßten Tee.
- Nehmen Sie sich ausreichend Zeit für einen ungestörten Stuhlgang. Vermeiden Sie Hektik!

- Für den gesamten Afterbereich ist äußerste Hygiene angesagt.
- Empfehlenswert ist das regelmäßige Einreiben der Afterhaut mit einer homöopathisch bereiteten Salbe.
- Vorteilhaft ist, zweimal täglich ein warmes Sitzbad zu nehmen.

Warnhinweis
Auch hier gilt es, den Arzt hinzuzuziehen, wenn starke Schmerzen oder sogar Blutungen auftreten.

Homöopathische Behandlung

Aesculus C6   Es ist das erste in Frage kommende Mittel, das bei schmerzhaften, brennenden und schwach blutenden Hämorrhoiden angewandt wird. Diese sind dabei von purpurner Farbe. Der Mastdarm ist wund, fühlt sich voll an, brennt und juckt. Das Auftreten der Hämorrhoiden ist begleitet von Kreuzschmerzen.

Collinsonia C6   eignet sich als Medikament bei schwerer Verstopfung – insbesondere gegen Ende der Schwangerschaft –, die oft so ausgeprägt ist, dass Sie kaum noch in der Lage sind, sich hinzulegen. Gerade zum Ende der Schwangerschaft ist der Darm durch den zunehmenden Bauchumfang in seiner Bewegungsfähigkeit eingeschränkt.

Nux vomica C6   Dies ist für Sie das geeignete Mittel, wenn Sie eine überwiegend sitzende Beschäftigung ausüben und

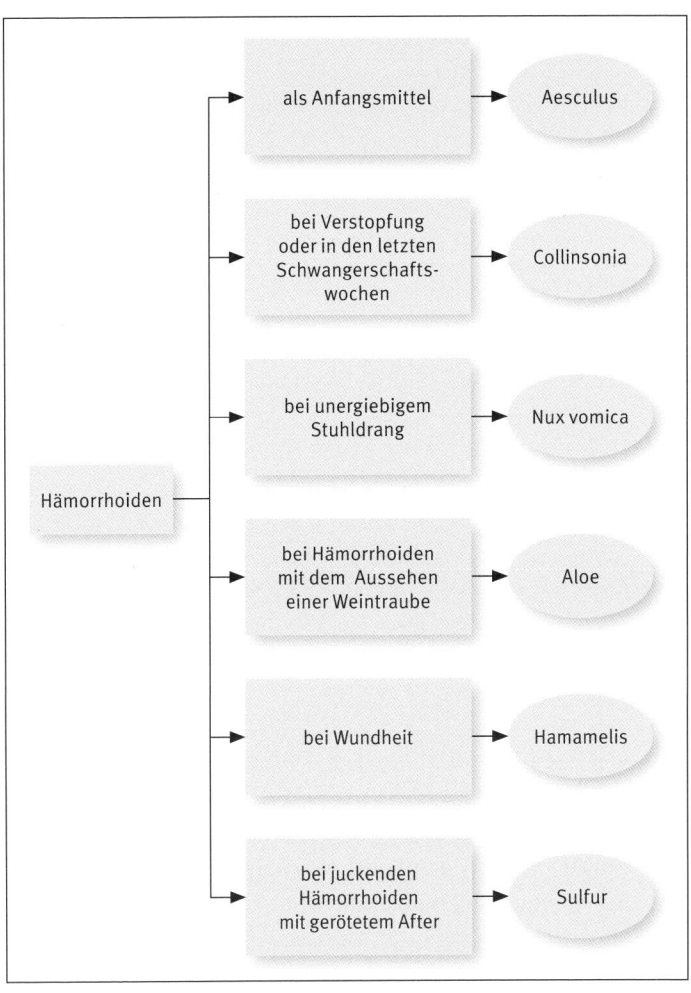

Hämorrhoiden während der Schwangerschaft

regelmäßig mit Abführmitteln ihren Stuhlgang gefördert haben. Ihre Verstopfung ist charakterisiert durch einen häufigen, aber unergiebigen Stuhldrang.

Aloe C6   eignet sich bei äußeren Hämorrhoiden mit blauer Färbung. Der erkrankte Bereich ist dabei wund, empfindlich und heiß; eine Linderung wird auch durch kaltes Wasser erzielt.

Hamamelis C6   Die Hämorrhoiden sind von Wundheit des Mastdarms, Völle und Schwere begleitet. Sie haben dabei oft den Eindruck, Ihr Rücken würde durchbrechen. Dann hilft Hamamelis.

Sulfur C6   sollten Sie bei juckenden Hämorrhoiden mit schmerzhafter Verstopfung – der gesamte Bereich um den After ist gerötet und wund – nehmen. Es ist ein geeignetes Mittel, wenn chemisch hergestellte Salben nicht geholfen haben und vor allem dann angebracht, wenn Sie nicht mehr lange stehen können und auch Schwierigkeiten haben, die Bettwärme zu ertragen. Auffällig oft sind mit dieser Form von Hämorrhoiden ein gebeugter Gang und hängende Schultern verbunden.

Äußerliche Anwendungen mit Calendula-Salbe, Echinacea-Salbe oder Hamamelis-Salbe sind bei der Behandlung mit allen vorgenannten homöopathischen Medikamenten als Ergänzung zu empfehlen.

Herzklopfen

Möglicher Verursacher für unangenehmes Herzklopfen ist die erhöhte Blutmenge im Kreislauf von Mutter und werdendem Kind; aber auch psychische Spannungen, besondere Anstrengungen und übermäßiger Nikotin- oder Kaffeegenuss können Auslöser sein.

Allgemeine Ratschläge

- Vermeiden Sie Kaffee und lassen Sie das Rauchen!
- Vermeiden Sie Stress-Situationen.
- Machen Sie Entspannungsübungen wie Yoga und autogenes Training.

Warnhinweis
Um eine Herzerkrankung auszuschließen, ist dringend anzuraten, bei allen Herzbeschwerden einen (homöopathischen) Arzt aufzusuchen.

Homöopathische Behandlung

Aconitum C200   Bei Herzrasen, das durch Schock verursacht wurde und von Unruhe und Todesangst begleitet sein kann, hilft Aconitum.

Pulsatilla C30   Wenn abends Völlegefühl auftritt und sich das Herzrasen durch einen Druck auf dem Herzen bemerkbar macht, hilft Pulsatilla. Bei dieser Form verschlimmern sich die Beschwerden bei Bettruhe oder in einem warmen Raum und werden an der frischen Luft besser.

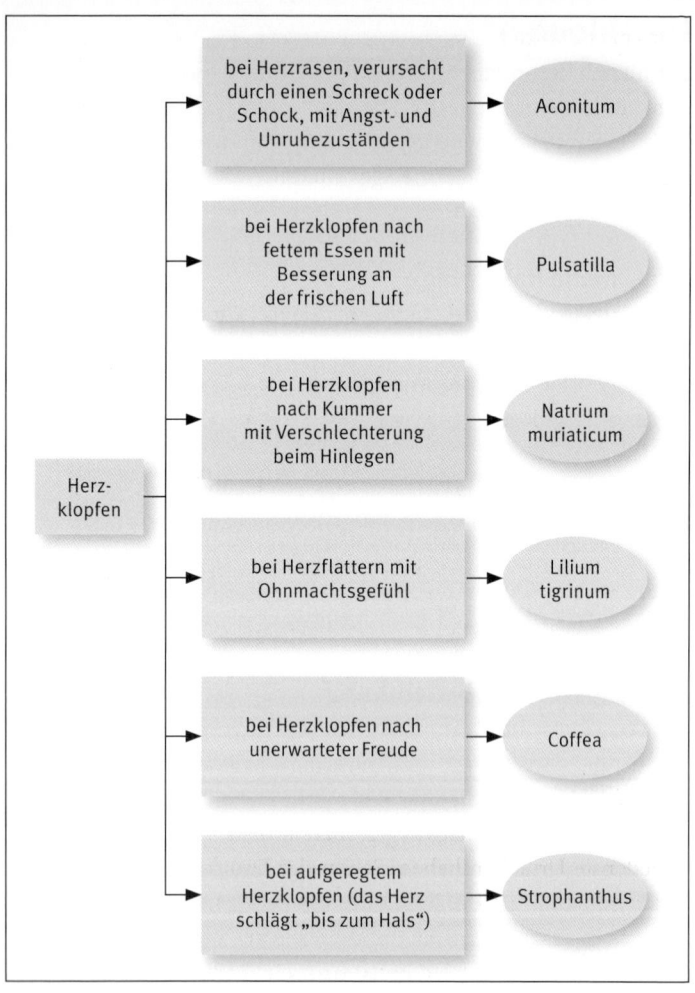

Herzklopfen während der Schwangerschaft

Natrium muriaticum C30   Charakteristisch für seine Anwendung sind Herzflattern und ein Gefühl der Mattigkeit, das sich beim Hinlegen verstärkt. Häufig geht dieser Zustand einher mit einer eher verschlossenen oder verantwortungsbewussten Einstellung. Kummer und enttäuschte Liebe sind die wichtigsten Ursachen für das Auftreten des mit Natrium muriaticum zu behandelnden Herzklopfens.

Lilium tigrinum C30   Bei Herzklopfen und -flattern, das von Gefühlen der Ohnmacht und der Angst und Beklemmung im Herzbereich begleitet ist, alles Blut verlagert sich zum Herzen, nehmen Sie am besten Lilium tigrinum.

Coffea C30   ist das geeignete Mittel gegen Herzklopfen, wenn ihm eine unerwartete aber freudige Erregung zugrunde liegt.

Strophanthus C30   wird meist angewendet, wenn das Herzklopfen so stark ist, dass Sie es im Hals spüren und das bereits, wenn Sie nur an das bevorstehende Ereignis denken, welches Sie beunruhigt.

Husten

Wenn Husten in der Schwangerschaft auftritt, kann dies verschiedenste Ursachen haben. Schon der Druck, der von der Gebärmutter auf den Brustkorb ausgeübt wird, kann Husten auslösen. Andere häufige Ursachen sind Infektionen verschiedenster Art, auch Allergien und chemische Reize, wie sie beispielsweise von aktivem wie passivem Rauchen ausgehen.

Allgemeine Ratschläge

- Vermeiden Sie wo immer möglich eine Reizung Ihrer Luftwege, die durch Zigarettenrauch oder Hausstaub verursacht wird.
- Ziehen Sie sich immer warm genug an. Auch die Füße!
- Besonders gut ist regelmäßige Bewegung an der frischen Luft. Bewährt hat sich außerdem das Inhalieren mit Eukalyptusöl oder mit Hustenelixieren auf Naturbasis; bezüglich der Dosierung fragen Sie Ihren Apotheker oder Ihre Apothekerin.

Warnhinweis
Für den Fall, dass Ihr Husten länger anhält und von Blutauswurf oder Fieber begleitet ist, müssen Sie den Arzt konsultieren!

Homöopathische Behandlung

Drosera C6 Wenn Sie ständig an Kitzelhusten leiden und dabei das Gefühl haben, als säße eine Feder im Kehlkopf, hilft das Mittel Drosera. Der Zustand verschlimmert sich meist in Rückenlage oder auch in der zweiten Nachthälfte. Symptomatisch ist ein tief klingender, bellender Husten, der krampfhaft verläuft und begleitet ist von Würgen, Brechreiz und Erbrechen von Wasser und Schleim.

Bryonia alba C6 Der Husten, für den Bryonia alba geeignet ist, ist meist trocken, erfolgt krampfartig und ist dabei schmerzhaft. Die Schmerzen konzentrieren sich im Brust-

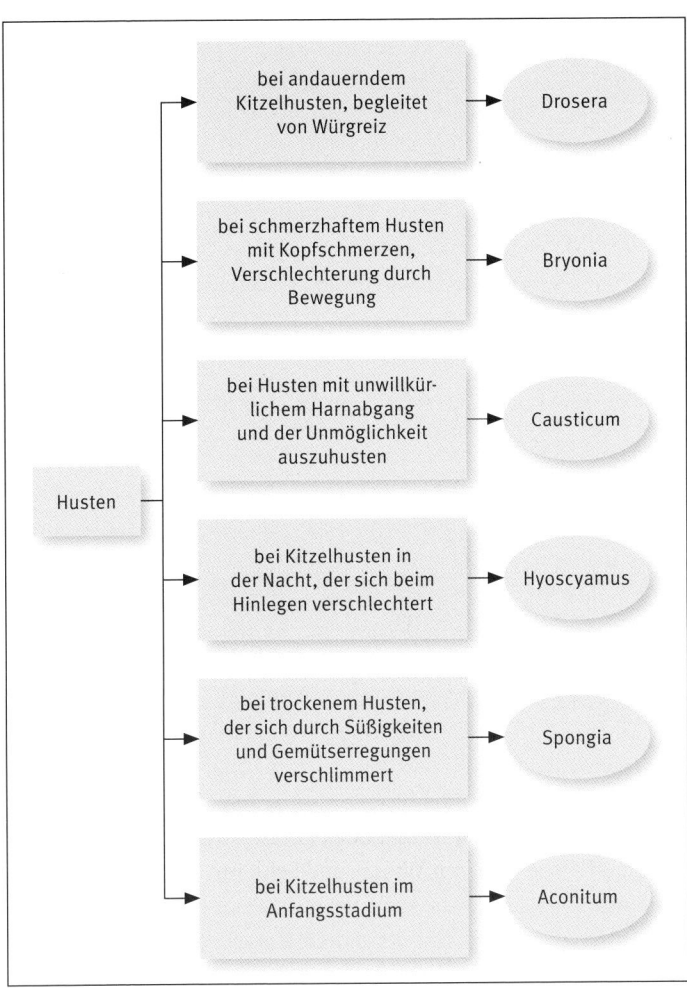

Husten während der Schwangerschaft

korbbereich und sind oft von Kopfweh begleitet. Beim Betreten eines warmen Raumes, bei tiefem Einatmen und bei jeglicher Bewegung verschlimmert sich der Husten.

Causticum C6 Anzeichen für die Anwendung dieses Medikaments sind Rauheit und Wundheit in der Brust, ferner die Unfähigkeit des Auswurfs, der geschluckt werden muss. Der Husten wird durch Schlucken von kaltem Wasser gelindert; er verschlimmert sich beim Ausatmen. Begleitet ist er von Schmerzen in der Hüfte und unwillkürlichem Harnabgang.

Hyoscyamus C6 Dieses Medikament wird bei trockenem, krampfartigem oder auch Kitzelhusten angewendet, der in der Nacht auftritt und sich bereits beim Hinlegen verschlimmert. Ihre Hustenanfälle wecken Sie auf und veranlassen Sie sich aufzusetzen.

Spongia tosta C6 ist angezeigt bei Husten, der trocken ist, dessen Schleim nicht rasselnd ist, sondern sich so anhört, als ob eine Säge durch ein Holzbrett gezogen würde. Verschlimmert wird er durch Süßigkeiten und das Trinken kalter Getränke, ferner durch Liegen in Kopftieflage und beim Essen oder Trinken warmer Speisen und Getränke. Jede Gemütserregung verschlimmert den Zustand.

Aconitum C30 ist ein geeignetes Mittel für das Anfangsstadium eines durch einen trockenen und kalten Wind plötzlich ausgelösten Kitzelhustens, der Sie zugleich mit Unruhe erfüllt.

Tussistin-Tabletten (DHU)   Diese Tabletten (3-mal täglich 1) sind ein universell verwendbares homöopathisches Komplexmittel, das überall dort empfehlenswert ist, wo der aufgetretene Husten keine klaren charakteristischen Symptome aufweist.

Juckreiz

Meistens sind hormonelle Veränderungen für das Auftreten von Juckreiz verantwortlich. Nicht immer kommt es dabei auch zu Ausschlag.

Allgemeine Ratschläge

Hier ist auf eine besondere Hygiene hinzuweisen. Sie sollten sich nach dem Duschen und Baden immer eincremen, damit die Haut nicht austrocknet.

Warnhinweis
Um andere Ursachen auszuschließen, ist beim Auftreten des Juckreizes eine Konsultation des Arztes erforderlich.

Homöopathische Behandlung

Dolichos C6   Wenn ein Juckreiz fast nicht mehr auszuhalten ist und den gesamten Körper befällt, ohne dass es zu einem Ausschlag kommt, ist Dolichos gut geeignet. Diese Art des Juckreizes tritt meist in der Nacht auf, wird durch ein kaltes Bad besser. Er kann so stark werden, dass Sie beinahe zur Verzweiflung getrieben werden.

Sulfur C6 Oft ist der Juckreiz so stark, dass Sie sich ständig kratzen müssen. Das Kratzen verschafft Ihnen vorübergehende Linderung, auch wenn ein Brennen entsteht. Wollene Kleidung oder auch Bettwärme verschlimmern den Zustand. Dann hilft Sulfur.

Ichthyollum C6 Dieses nur selten gegebene homöopathische Medikament eignet sich immer dann, wenn der Juckreiz zu einer Hautirritation führt; dabei fühlt sich die Haut heiß und trocken an. Sie sind in diesem Fall oft reizbar und niedergeschlagen.

Kopfschmerzen und Migräne

Meist sind Stress, Verspannungen im Nacken-Schulter-Bereich, Schlafmangel, übermäßiger Genuss von Kaffee oder Tee, überanstrengte Augen oder auch Störungen der Verdauung Gründe für die Kopfschmerzen; oft sind sie auch gefäßbedingt.

Allgemeine Ratschläge

- Vermeiden Sie möglichst Stress-Situationen, Lärmbeeinträchtigung sowie das Essen stark gewürzter Speisen.
- Wenden Sie sich entspannenden Tätigkeiten zu und legen Sie sich öfter einmal hin.
- Ebenso erleichternd können ein Spaziergang an der frischen Luft, ein warmes Bad oder eine Massage der Nacken- und Schultermuskulatur sein.

> **Warnhinweis**
> Kopfschmerzen, die anhalten oder sogar an Häufigkeit und Intensität zunehmen, bedürfen einer ärztlichen Kontrolle und Überwachung.

Homöopathische Behandlung

Belladonna C6 eignet sich bei pulsierendem Schmerz im Schläfenbereich, der meist plötzlich auftritt und ebenso rasch wieder verschwindet. Dieser hat seine Ursache in einer Blutfülle, die sich in einem roten Gesicht äußert. Die Kopf- und Halsschlagadern klopfen förmlich. Der Schmerz verschlimmert sich durch Lärm und Licht.

Nux vomica C6 ist das geeignete Mittel bei durch Zugluft, Verdauungsstörungen und übermäßigem Kaffee- oder Teegenuss verursachtem Stirnkopfschmerz.

Ruta C6 hilft schnell bei Schmerzen, die durch überanstrengte Augen entstehen, beispielsweise nach längerem Fernsehen oder Lesen.

Ignatia C6 Wenn Ihre Kopfschmerzen daraus resultieren, dass Sie persönlichen Kummer haben, dann sollten Sie Ignatia einnehmen.

Coffea C6 Bei Schmerzen, die durch Aufregung, eine freudige Überraschung oder durch Schlaflosigkeit verursacht sind, ist Coffea das probate Mittel.

Glonoinum C6 Wenn Ihre Kopfschmerzen daher rühren, dass Sie einfach zu lange in der Sonne gelegen haben, hilft Glonoinum.

Iris C6 Manchmal kommt es vor, dass der Körper erst dann reagiert (mit Kopfweh oder Migräne), wenn der berufliche Stress vorbei ist. Er überfällt Sie also meist am Wochenende, wenn Sie Zeit und Muße haben. Dann sollten Sie das Mittel Iris nehmen.

Natrium muriaticum C6 Weichen Sie auf Natrium muriaticum aus, wenn die Migräne sich mit zunehmender Tageshelligkeit steigert und gegen Abend zurückgeht.

Spigelia C6 Eignet sich gut bei periodisch wiederkehrender oder linksseitiger Migräne.

Bryonia C6 empfiehlt sich bei unerträglichem Scheitelkopfschmerz, der sich bei Bewegung verschlimmert und sich durch Druck und Ruhe bessern lässt.

Krampfadern (Varizen)

Mögliche Ursachen für Krampfadern sind der Druck der Gebärmutter auf die Venen des Beckenraums, eine Schwäche der Gefäßwand aufgrund hormoneller Umstellung, die Ausübung eines Berufs, bei dem Sie viel stehen müssen, sowie Übergewicht. Meist werden die Krampfadern nicht von einer Schwangerschaft hervorgerufen, sondern „nur" verschlimmert.

Allgemeine Ratschläge

- Vermeiden Sie längeres Stehen und legen Sie so oft wie möglich Ihre Beine hoch, auch nachts oder beim Sitzen oder Liegen tagsüber.
- Sorgen Sie für ausreichende Ruhe.
- Vermeiden Sie knapp anliegende Kleidung.
- Zur Anregung des Blutkreislaufs in den Beinen sollten Sie häufig spazieren gehen.
- Außerordentlich wirksam sind Wechselbäder für die Füße.
- Tragen Sie elastische Stützstrümpfe.
- Unterstützen Sie den Blutkreislauf in Ihren Beinen durch Zufuhr von Vitamin B und C, Kalk und Kiesel.

Warnhinweis
Konsultieren Sie einen (homöopathischen) Arzt, wenn Ihre Krampfadern entzündet sind oder sogar bluten.

Homöopathische Behandlung

Hamamelis C6   Hamamelis eignet sich bei leicht entzündbaren, schwachen und erweiterten Venen, die von stechenden Schmerzen erfüllt sind.

Pulsatilla C6   Hier handelt es sich um das am häufigsten angewandte Mittel, das sich gut bei Krampfadern eignet, die aufgrund einer Venenstauung entstanden sind und eine bläuliche Färbung aufweisen. Die auftretenden Schmerzen verschlimmern sich regelmäßig abends, ebenso bei Wärme, während Kälte als angenehm empfunden wird.

Vipera C6 Die Einnahme von Vipera ist angezeigt bei einer von großen Schwellungen begleiteten Venenentzündung mit pochenden Schmerzen, die nur dadurch gemildert werden können, dass Sie Ihre Beine hochlegen.

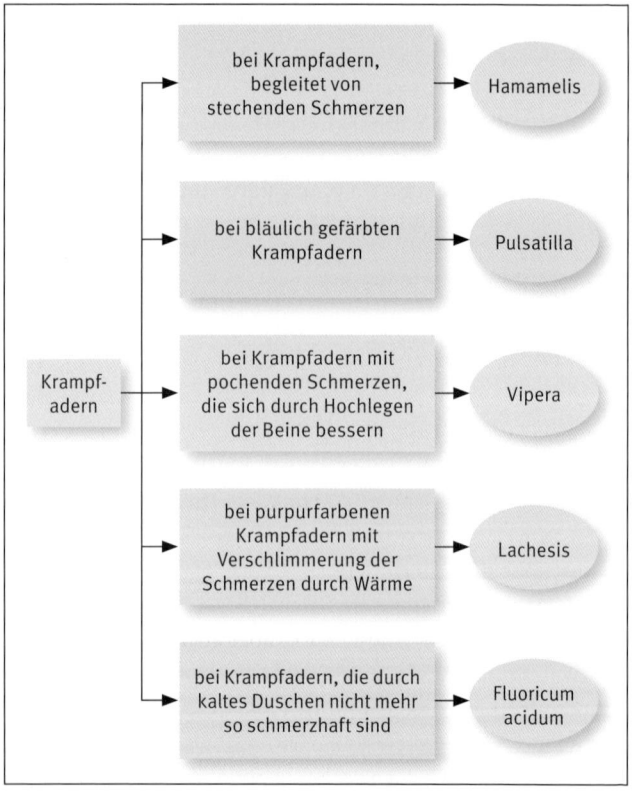

Krampfadern während der Schwangerschaft

Lachesis C6 Es eignet sich bestens bei Krampfadern von purpurner oder schwarzer Farbe, die bei Wärme und beim Schlafen besonders schmerzen.

Fluoricum acidum C6 hilft bei Venenwandschwäche, die dadurch charakterisiert ist, dass sie von heftigen Schmerzen begleitet ist, sich bei Hitze und Wärme verschlimmert und durch kaltes Baden gemildert werden kann. Dabei fühlen sich die Füße meist heiß an und veranlassen Sie sich aufzudecken. Äußerliche Anwendungen mit Bellis-perennis- oder Hamamelis-Salbe sind zusätzlich zu empfehlen.

Psychischer Stress

Es handelt sich hierbei um Störungen nervlicher Art, die ihrerseits nicht ohne Einfluss auf das noch ungeborene Baby sind. Wenn Sie an starken Stimmungsschwankungen leiden, weil Sie die Schwangerschaft überfordert oder vielleicht eine andere Lebenssituation, sollten Sie wissen, dass es sehr vielen Frauen während der Schwangerschaft so ergeht. Meist sind hormonelle Veränderungen die Ursache für depressive oder euphorische Stimmungen, die schnell aufeinander folgen können. Symptome sind verschiedene emotionale Äußerungen wie Freude, Angst, Zorn, aber auch Schlaflosigkeit.

Allgemeine Ratschläge

- Machen Sie regelmäßig Entspannungsübungen.
- Treffen Sie sich mit anderen Frauen, die schwanger sind, um Erfahrungen auszutauschen.

- Verzichten Sie auf Kaffee, Alkohol und Zigaretten.
- Essen Sie möglichst vollwertig und vitaminreich.

Homöopathische Behandlung

Aconitum C30 hilft immer bei schweren Ängsten, die aufgrund allgemeiner schlechter Nachrichten oder durch schlimme Erlebnisse auftauchen. Manchmal entsteht ein schwerer Schock, der sich bis zu panikartigen Erscheinungen wie Todesangst und Ohnmachtsanfällen steigern kann. Beispiele für den Auslösemechanismus sind das unmittelbare Erlebnis eines Unfalls, eine überraschende Todesnachricht aus dem Bekanntenkreis, ein plötzliches Steckenbleiben im Aufzug oder Ähnliches.

Ignatia C30 hilft Ihnen, wenn Sie eine kummervolle Zeit durchleiden müssen. Psychisch und körperlich sind Sie erschöpft. Nach außen kann sich dieser Erschöpfungszustand ganz unterschiedlich äußern: mit krampfhaftem Lachen oder Weinanfällen. Ihre Verletzlichkeit ist recht groß und führt leicht zu Launenhaftigkeit.

Nux vomica C30 Bei einer Stress-Situation, die dadurch gekennzeichnet ist, dass Sie überaus ehrgeizig, leistungsbereit, ungeduldig, selbstkritisch bis zur Pingeligkeit und in der Regel auch recht streitsüchtig sind, ist Nux vomica geeignet. Bei Ihrem schlanken Körperbau neigen Sie leicht zum Frösteln und suchen Ihre Leistung und Ihren Blutkreislauf mittels Kaffee und anderen Stimulantien zu stärken.

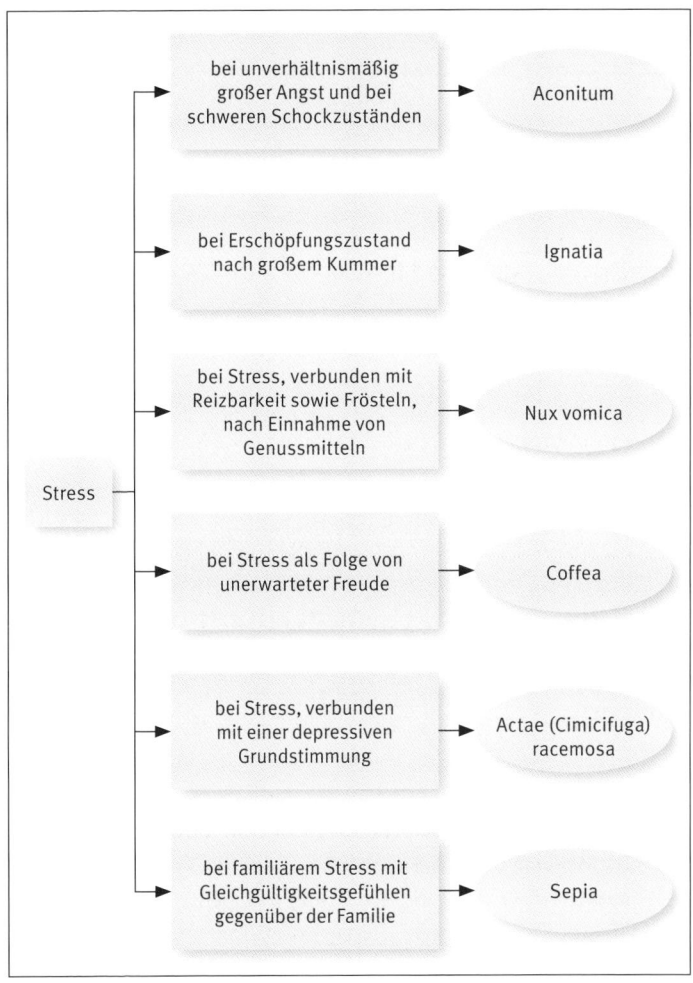

Psychischer Stress

Coffea C30 ist angezeigt, wenn Sie mit einer übertriebenen Emotionalität auf Aufregung oder unerwartete Freude reagieren und unter Schlaflosigkeit leiden, die von Kopfschmerzen und Herzrasen begleitet wird.

Actae (Cimicifuga) racemosa C30 ist anzuraten, wenn Sie in Ihrer depressiven Grundstimmung und in einem Gefühl von Aussichtslosigkeit nicht mehr wissen, wie es weitergehen soll.

Sepia C30 Sie bringen sich in Stress-Situationen durch intensive Leistungen; Ihrer Familie gegenüber äußern Sie sich gleichgültig. Ihre Situation lässt sich dadurch verbessern, dass Sie sich körperlich betätigen, beispielsweise durch Tanzen, oder Sie nehmen Sepia.

Reizblase (Blasenentzündung)

Mögliche Ursachen für eine Reizblase können sein: eine konstitutionelle Veranlagung oder auch ein durch die wachsende Gebärmutter auf Blase und Harnröhre ausgeübter Druck.

Allgemeine Ratschläge

- Wichtig ist eine gute Hygiene des Unterleibs und ein Trockenhalten der Füße.
- Achten Sie auf geeignete Unterwäsche und tragen Sie stets warme Kleidung.
- Sie unterstützen Ihre Bemühungen, wenn Sie sämtliche Zitrusfrüchte vermeiden.

Warnhinweis

Das Auftreten von starken Schmerzen, von Fieber und rotem oder braunem Urin sollte Sie unverzüglich dazu veranlassen, den Arzt aufzusuchen. Nehmen Sie die im Folgenden genannten Mittel nach Rücksprache mit Ihrem (homöopathischen) Arzt!

Homöopathische Behandlung

Apis C6 eignet sich bei starker Reizung der Harnorgane, die sich darin äußert, dass Sie den Urin kaum halten können und beim Wasserlassen brennende, stechende Schmerzen verspüren. Dabei sind Sie reizbar, unruhig, berührungsempfindlich und neigen zum Weinen; geschlossene, insbesondere warme Räume sind Ihnen unerträglich.

Cantharis C6 eignet sich, wenn Sie ständig Harndrang verspüren, obwohl beim Wasserlassen nur wenige Tropfen austreten, während schon vor, aber auch während und nach dem Wasserlassen ein unerträglicher Drang mit brennenden Schmerzen in der Harnröhre vorhanden ist. Diese Schmerzen werden durch das Trinken von kleinsten Wassermengen noch verstärkt.

Petroselinum C6 Wenn der plötzliche, unwiderstehliche Harndrang von heftigem Jucken und einem kitzelnden Gefühl in der Harnröhre begleitet ist, sollten Sie auf Petroselinum ausweichen.

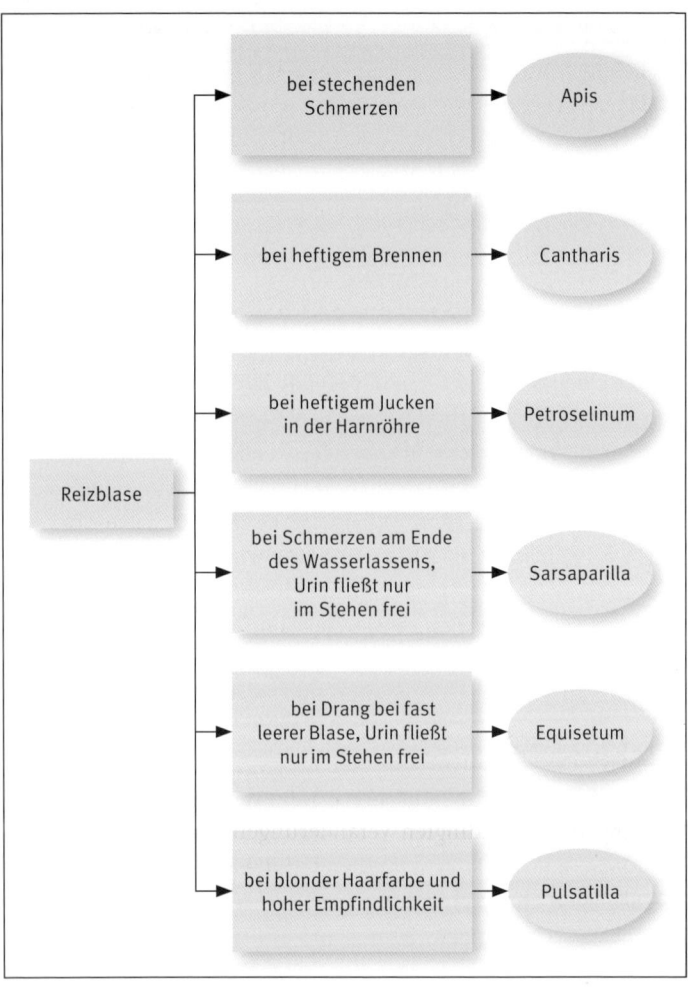

Reizblase in der Schwangerschaft

Sarsaparilla C6   Dieses Mittel wird bei schweren, fast unerträglichen Schmerzen zum Ende des Wasserlassens verabreicht; dabei ist der Urin hell und klar, mit einem weißen, nach unten sinkenden Satz. Charakteristisch für diesen mit Sarsaparilla behandelten Zustand ist die Tatsache, dass der Urin nur im Stehen frei fließt, im Sitzen hingegen nur tröpfelt.

Equisetum C6   Hilft bei starkem Drang, obwohl die Blase fast leer ist, während der schmerzhafte Drang bei fast gefüllter Blase nachlässt. Die starken Schmerzen treten am Ende des Wasserlassens auf. Bei ständigem Harndrang entleert sich eine große Menge von klarem, wässrigem Urin, ohne dass eine Linderung eintritt.

Pulsatilla C6   Das typische Anwendungsgebiet von Pulsatilla liegt vor, wenn Sie von blonder Haarfarbe sind, gerötete Wangen und Lippen haben und der Harndrang sich verschlimmert, wenn Sie am Ende des Wasserlassens versuchen es zurückzuhalten.

Rückenschmerzen

Meist liegt der Grund für Ihre Rückenschmerzen in den schwangerschaftsbedingten Veränderungen der Körperproportionen. Durch die fortschreitende Schwangerschaft werden Wirbelsäule, Rückenmuskulatur und auch der Beckenknochen stark belastet.

Allgemeine Ratschläge

- In der Schwangerschaft müssen Sie sich vor allem davor hüten, schwere Gegenstände zu tragen oder zu heben; seien Sie vorsichtig beim Vornüberbeugen Ihres Körpers.
- Versuchen Sie beim Gehen und Stehen, Becken und Bauch möglichst wenig nach vorn zu schieben. Langes Stehen ist ungünstig; nehmen Sie beim Gehen, Sitzen und Liegen eine Ihnen angenehme und entspannte Haltung ein.
- Günstig ist es, wenn Sie in seitlicher Ruhelage ein Stützkissen unter Ihren Bauch legen.
- Eine wesentliche Hilfe bieten Schwangerschaftsgymnastik oder Yogaübungen (mit fachlicher Assistenz). Sie können so Ihre Körperhaltung korrigieren und damit der Ermüdung Ihres Rückens entgegenwirken.

Warnhinweis

Um mögliche weitere Ursachen für das Auftreten von Rückenschmerzen auszuschließen, ist eine ärztliche Untersuchung angebracht.

Homöopathische Behandlung

Arnica C30 Wenn Ihren Rückenschmerzen mechanische Verletzungen zugrunde liegen und Sie ein Gefühl haben, als wären Sie geschlagen worden und könnten wegen einer Art gequetschten Gefühls im Becken nicht mehr aufrecht gehen, bietet sich Arnica an.

Kalium carbonicum C6 Dies ist eines der wichtigsten Medikamente, die bei Rückenschmerzen Verwendung finden, die zusätzlich von Schwitzen und Schwäche begleitet sind und bei denen Sie sich beim Gehen so schlecht fühlen, dass Sie sich am liebsten hinlegen würden.

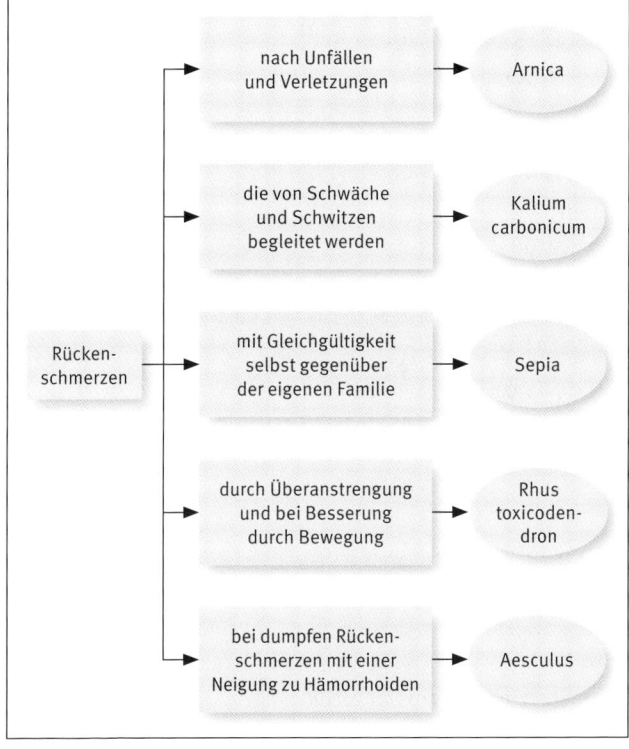

Rückenschmerzen während der Schwangerschaft

Sepia C6 Ihr typisches Anwendungsgebiet sind Rückenschmerzen im letzten Schwangerschaftsdrittel, die sich von der Gebärmutter zum Rücken erstrecken und Sie regelrecht zittern lassen. Dabei sind Sie von tiefer Schwermut und Gleichgültigkeit erfüllt, selbst gegenüber der eigenen Familie.

Rhus toxicodendron C6 hilft bei Rückenschmerzen, die durch Überanstrengungen der Kreuzmuskulatur oder -sehnen verursacht werden. Sie äußern sich in Lahmheit oder Steifigkeit des Kreuzes – schon bei den ersten Bewegungen beim morgendlichen Aufstehen; sie bessern sich meist im Laufe des Tages.

Aesculus C6 hilft bei schweren, dumpfen, mehr oder weniger lang andauernden Kreuz- und Hüftschmerzen. Beim Gehen oder Bücken „gibt der Rücken nach"; Sie müssen sich hinsetzen oder hinlegen. Oft werden diese Rückenschmerzen auch von einer Neigung zu Hämorrhoiden begleitet.

Schlafstörungen

Mögliche Ursachen für Schlafprobleme können darin liegen, dass Sie sich Sorgen um den Schwangerschaftsverlauf machen oder Angst vor der Entbindung haben; auch verstärkter Harndrang, allgemeines Unwohlsein und nicht zuletzt auch die Bewegungen des im Mutterleib heranwachsenden neuen Lebens können Sie am Schlaf hindern.

Allgemeine Ratschläge

■ Sie verbessern Ihre Situation, wenn Sie nur noch koffein-
freien Kaffee trinken und abends schwere Mahlzeiten
vermeiden.

■ Günstig ist es, wenn Sie vor dem Zubettgehen einen
kurzen Spaziergang unternehmen oder warm baden.

■ Ähnliches gilt für die Durchführung von Entspannungsübungen oder für das Lesen eines guten Buches.

Warnhinweis
Lang anhaltende Schlafstörungen erfordern die Hinzuziehung eines (homöopathischen) Arztes.

Homöopathische Behandlung

Avena sativa D3   Abends sollten Sie 10 Tropfen vor dem Einschlafen nehmen, wenn es sich um ausgesprochene Ein-
schlafschwierigkeiten handelt und Sie nicht zur Ruhe kommen, weil Ihre Gedanken sich um irgendetwas Störendes
drehen.

Coffea C6   Coffea hilft, wenn es Ihnen einfach nicht gelingt,
die Augen zu schließen; Sie sind hellwach; Ihre körperliche
Gereiztheit rührt her von einer geistigen Erregung, der auch
freudige Überraschungen zugrunde liegen können.

Kalium phosphoricum D6   Dieses Homöopathikum ist hilfreich bei Schlaflosigkeit infolge geistiger Anstrengung, die
von Apathie und Kopfmüdigkeit begleitet ist.

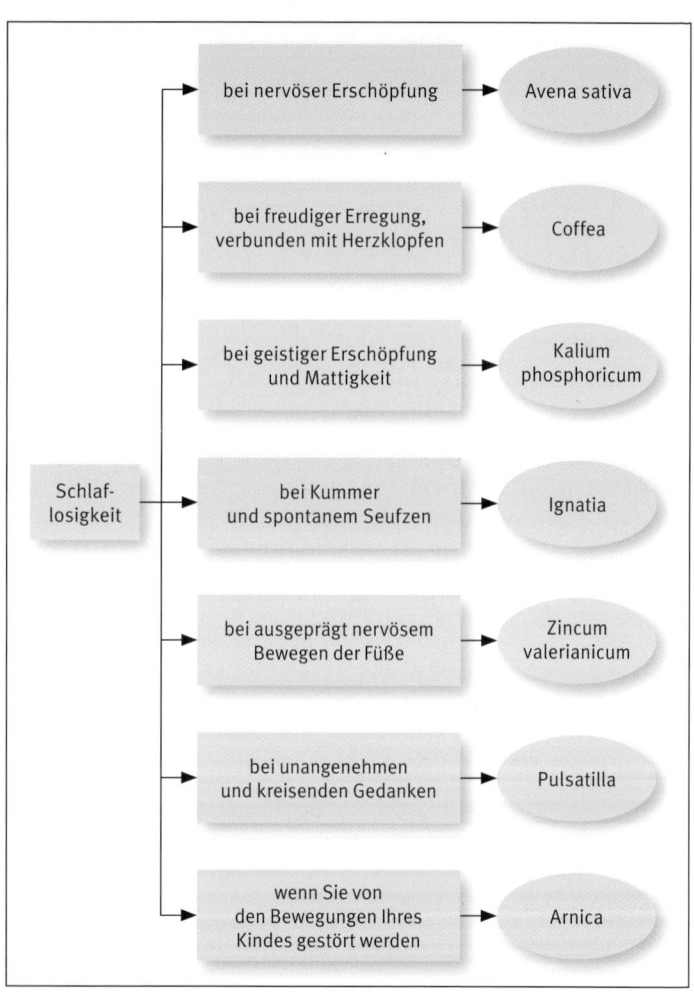

Schlafstörungen während der Schwangerschaft

Ignatia C6   Bei Schlaflosigkeit oder sehr leichtem Schlaf, der seine Ursache in aufgestautem Kummer haben kann, und der sich immer wieder in unwillkürlichem Seufzen äußert, sollten Sie Ignatia probieren.

Zincum valerianicum D6   Dieses Mittel ist bei Schlaflosigkeit mit ausgeprägt nervösem Bewegen der Füße angesagt, das selbst Stunden nach dem Zubettgehen auftreten kann.

Pulsatilla C6   Wenn Sie nicht schlafen können, weil in Ihrem Kopf ein „Gedankenkarussell" abläuft, hilft Ihnen bestimmt Pulsatilla. In so einer Verfassung sind Sie abends meist hellwach und haben kein Verlangen, ins Bett zu gehen. Danach ist der Schlaf ausgesprochen unruhig und wird erst dann zum Tiefschlaf, wenn es Zeit zum Aufstehen ist.

Arnica C6   Bei Schlafstörungen, die ihre Ursache in den Bewegungen und Stößen des heranwachsenden neuen Lebens haben, verbessert Arnica den Schlaf.

Schwindelanfälle

Belastungen im Herz-Kreislauf-Bereich, Fehler oder Mängel in der Ernährung, eine noch nicht vollständig überwundene Krankheit, beengende Kleidung im Taillenbereich oder langes Stehen können Auslöser für Schwindelgefühle sein.

Allgemeine Ratschläge

- Sofern es Ihnen möglich ist, setzen oder legen Sie sich hin.
- Wenn möglich, begeben Sie sich ins Freie oder öffnen Sie zumindest ein Fenster.
- Bevorzugen Sie leichte, salzarme und eiweißreiche Kost.
- Sorgen Sie grundsätzlich für Ruhe- und Entspannungsphasen.

Warnhinweis

Wiederholen sich die Vorfälle oder sind sie gepaart mit weiteren Symptomen, so ist die Hinzuziehung eines (homöopathischen) Arztes dringend geboten.

Homöopathische Behandlung

Argentum nitricum C6   Dieses Mittel ist geeignet, wenn Sie recht impulsiv sind oder unter Zeitdruck stehen, auch wenn Ihr Schwindel in Ohnmacht endet. Wenn Sie starke Angst vor geschlossenen oder engen Räumen haben oder Angstzustände in der Öffentlichkeit erleben, hilft es ebenfalls.

Asarum C6   ist besonders hilfreich, wenn Sie das Gefühl haben, in der Luft zu schweben, oder außerordentlich empfindsam sind, insbesondere gegenüber Geräuschen, wie beispielsweise das Kratzen von Leinen oder das Knistern von Papier.

Cocculus C6   ist für Sie das ideale Medikament, wenn Ihr Schwindel von Übelkeit begleitet ist und Sie den Eindruck

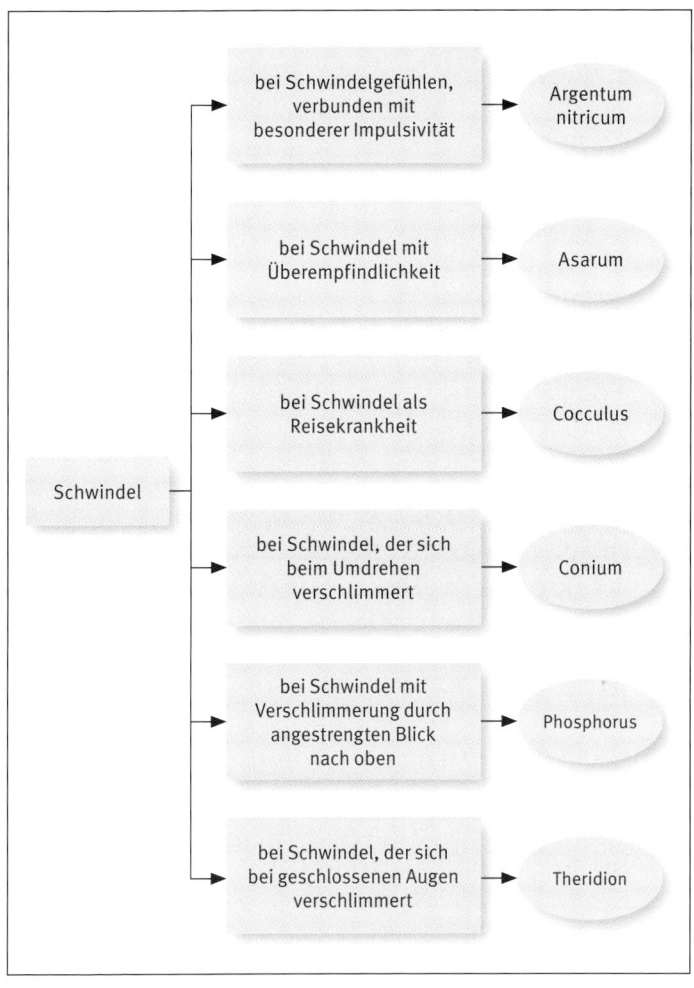

Schwindelanfälle während der Schwangerschaft

haben, die Welt beginne sich zu drehen; der Schwindelanfall tritt hauptsächlich bei Reisen oder Autofahrten auf und ist oft eine Folge von Schlafmangel. Er verschlimmert sich, wenn Sie sich schnell aufrichten und wird durch erneutes Hinlegen gemildert.

Conium C6   Bei Schwindel, der sich in Ruhelage oder beim Umdrehen im Bett verschlimmert, zeigt Conium gute Wirkung.

Phosphorus C6   Wenn Sie recht groß sind, darüber hinaus von schlanker und zarter Statur, meist ein ausgeprägtes künstlerisches Interesse sowie ein starkes Bedürfnis nach menschlicher Nähe haben, ist Phosphorus das geeignete Mittel gegen Ihre Schwindelanfälle. Sie besitzen meist auch eine ausgeprägte Empfindlichkeit gegenüber visuellen Eindrücken, die sich besonders dann zeigt, wenn Sie Ihren Blick nach oben und angestrengt auf ein Objekt (z. B. beim Fernsehen) richten.

Theridion C6   ist ein geeignetes Mittel, wenn es sich um einen Schwindel handelt, der von Kopfschmerzen und Übelkeit oder einer ausgeprägten Überempfindlichkeit gegenüber Geräuschen oder Lärm begleitet ist. Charakteristisch für diese Form ist trotz Erschöpfung eine starke Schlaflosigkeit sowie das unbändige Verlangen nach Bananen. Das Schwindelgefühl verschlimmert sich bei geschlossenen Augen und wenn Sie sich in einem rollenden Wagen befinden. Meist haben Sie das Gefühl, der zum Stillstand gekommene Wagen bewege sich noch.

Blähungen und Sodbrennen

Fast die Hälfte aller Schwangeren ist von Sodbrennen oder Blähungen betroffen. Zum Ende der Schwangerschaft drückt die Gebärmutter auf den Magen, was erschwerend hinzukommen kann. Aber auch falsche Essgewohnheiten und Empfindlichkeiten gegenüber bestimmten Nahrungsmitteln können Ursache für Sodbrennen oder Blähungen sein.

Allgemeine Ratschläge

- Ändern Sie Ihre Essgewohnheiten. Sorgen Sie auch dafür, dass Sie Ihr Essen in angenehmer und beruhigender Atmosphäre einnehmen können. Lassen Sie sich Zeit und widmen Sie sich ganz und gar Ihrer Mahlzeit.
- Nehmen Sie mehrere kleinere Mahlzeiten über den Tag verteilt zu sich.
- Vermeiden Sie Nahrungsmittel, von denen Sie wissen, dass Sie Ihnen nicht besonders gut bekommen.

Warnhinweis
Bei starken und lang anhaltenden Störungen ist die Konsultation des (homöopathischen) Arztes dringend erforderlich.

Homöopathische Behandlung bei Blähungen

China C6 hilft bei sehr starken Blähungen in Magen und Darm, die durch eine Gasansammlung im gesamten Bauchbereich verursacht sind, und die sich vor allem nach dem Genuss von Obst verschlimmern; selbst Aufstoßen führt zu keiner Erleichterung.

Carbo vegetabilis C6 Dies Mittel verschafft Ihnen Linderung, wenn die Gasansammlung auf den Oberbauch konzentriert ist und selbst das einfachste Essen den Gärungsprozess einleitet. Dabei haben Sie meist das Gefühl, der Magen wolle platzen; aus diesem Grund versuchen Sie, sich dadurch Erleichterung zu verschaffen, dass Sie die Kleidung im Bauchbereich lockern.

Lycopodium C6 Bei Gasansammlung im Unterbauch, die sich auch durch laute Geräusche bemerkbar machen kann und die bei Ihnen ein andauerndes Gefühl der Sättigung hervorruft, ist Lycopodium ein geeignetes Mittel; trotz guten Appetits sind Sie schon nach wenigen Bissen voll gesättigt; Ihr Zustand lässt sich auch nicht durch Aufstoßen verbessern. Oft ist diese Gasansammlung im Unterbauch auch verantwortlich für Schlafstörungen.

Argentum nitricum C6 hilft bei sehr starken Verdauungsstörungen, die dazu führen, dass sich der Magen anfühlt, als müsste er durch die Gasbildung platzen; das Aufstoßen fällt schwer; das Gas entleert sich schließlich mit großer Heftigkeit. In diesem Zustand haben Sie ein starkes Verlangen nach Zucker und Süßigkeiten.

Homöopathische Behandlung bei Sodbrennen

Acidum sulfuricum C6 Wenn Sie ängstlich und unruhig sind, dabei stets durstig und sich Ihr Zustand bessert, sobald Sie warme Getränke zu sich nehmen, kann Acidum sulfuricum unterstützend eingenommen werden.

Iris C6 Bei Sodbrennen, das auch den Mund-Rachen-Bereich erfasst und Zunge und Zähne reizt, eignet sich Iris; kalte Getränke verbessern oft den Zustand.

Pulsatilla C6 Ideal ist Pulsatilla bei Sodbrennen nach üppigen, fetthaltigen Speisen, in deren Folge die Zunge einen dicken weiß-gelben Belag aufweist.

Nux vomica C6 verschafft Ihnen Linderung, wenn Sie von Sodbrennen und einem geradezu aufgetriebenem Bauch gequält werden, der die Folge von zu reichlichem und zu hastig eingenommenem Essen ist; der gesamte Magenbereich ist äußerst druckempfindlich; das Aufstoßen hinterlässt einen bitteren Beigeschmack.

Verstopfung

Mögliche Ursachen sind insbesondere die erschlaffende Wirkung der Darmbewegungen, hervorgerufen durch das Schwangerschaftshormon Progesteron, sowie der Druck, den der wachsende Embryo auf den Dickdarm ausübt.

Allgemeine Ratschläge

- Bevorzugen Sie ballaststoffreiche Nahrung wie Vollkornprodukte und frisches Obst und Gemüse.
- Steigern Sie die Menge an Flüssigkeit, die Sie täglich zu sich nehmen (mindestens 2 bis 3 Liter).
- Verzichten Sie in jedem Fall auf die Einnahme irgendwelcher Abführmittel.

- Sorgen Sie stets für ausreichende Bewegung.
- Geben Sie Ihrem Stuhldrang nach.

Warnhinweis

Falls die Verstopfung anhält, obwohl Sie die vorstehenden Ratschläge befolgt und eine homöopathische Behandlung begonnen haben, müssen Sie unbedingt den (homöopathischen) Arzt aufsuchen.

Homöopathische Behandlung

Alumina C6 Bei Verstopfung, die sich darin äußert, dass kein Stuhldrang vorhanden ist und erst dann eine Entleerung stattfindet, wenn sich eine größere Stuhlmenge angesammelt hat, ist die Einnahme von Alumina angezeigt. Die Entleerung erfolgt meist unter großer Anstrengung. Sie wird häufig durch den Genuss von Kartoffeln verursacht.

Sepia C6 Wenn Sie nicht nur an Verstopfung leiden, sondern gleichzeitig schwermütig sind, sollten Sie auf Sepia zurückgreifen. Diese Verstopfungsform führt zu einem Abgang des Stuhls in harten, knotigen Kugeln; in der Regel wird dabei der Darm nicht richtig entleert und Sie haben das Gefühl, dass sich in Ihrem After der Stuhl als Kugel befindet. Der Stuhlgang führt insgesamt zu keiner Erleichterung.

Bryonia C6 Dieses Medikament eignet sich in jenen Fällen, wo ein eigentlicher Drang ausbleibt und der Stuhl groß, hart, trocken und wie verbrannt geformt ist. Im Allgemeinen befinden Sie sich gleichzeitig in einem depressiven Gemütszustand, bei dem Sie sehr schlecht ansprechbar sind.

Platina C6 Hilft bei hartnäckiger Verstopfung, verbunden mit einem häufigen, unergiebigen Stuhldrang; der Stuhl klebt am After, wie wenn es sich um weichen Lehm handeln würde.

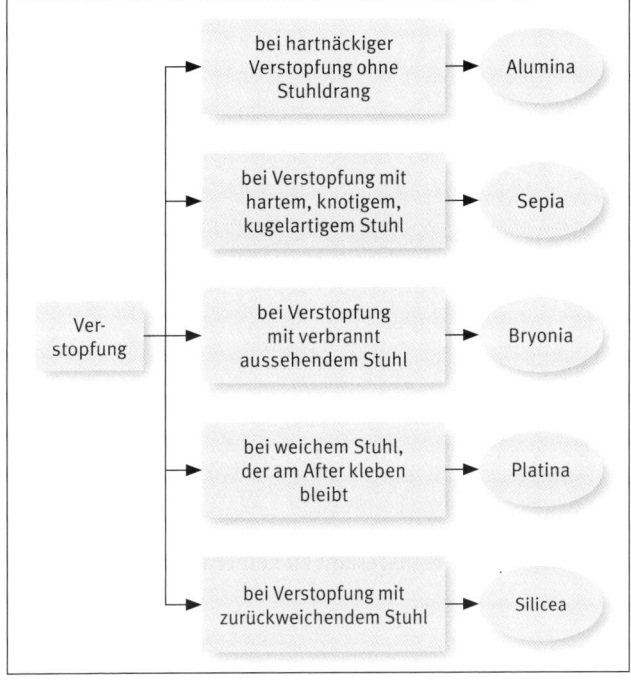

Verstopfung während der Schwangerschaft

Silicea C6 Bei Verstopfung, deren Schwere sich dadurch anzeigt, dass der Mastdarm wie gelähmt erscheint, der Stuhl nur teilweise den After verlassen kann und wieder in den Darm zurückweicht, sobald Sie das Pressen beenden, hilft Ihnen dieses Homöopathikum.

Wadenkrämpfe

Meist liegt ein Mangel an Kalzium und Magnesium vor, auch eine Kreislaufschwäche oder sogar eine Gefäßerkrankung können Ursache für unangenehme Wadenkrämpfe sein.

Allgemeine Ratschläge

- Nehmen Sie – nach Rücksprache mit Ihrem Arzt – zum Ausgleich des erhöhten Kalzium- und Magnesiumbedarfs entsprechende Präparate ein.
- Bei nächtlichen Wadenkrämpfen legen Sie Ihre Füße durch Verstellen des Bettgestells höher.
- Lockern Sie den Krampfzustand durch leichtes Massieren der Beine und Waden.

Warnhinweis
Da bei Wadenkrämpfen durchaus die Möglichkeit besteht, dass Gefäßerkrankungen Auslöser sind, ist es dringend geboten, bei häufigen oder ungewöhnlich lang anhaltenden Wadenkrämpfen den (homöopathischen) Arzt aufzusuchen!

Homöopathische Behandlung

Cuprum metallicum C6   Bei nächtlichen Wadenkrämpfen, welche die Fußsohlen befallen und von einer starken Müdigkeit der Gl iedmaßen begleitet sind, verschafft Cuprum metallicum Linderung.

Magnesium phosphoricum C6   Bei Wadenkrämpfen, die ihre Ursache in einer Überanstrengung haben und sich bei Wärme etwas bessern, nehmen Sie am besten Magnesium phosphoricum zur Unterstützung ein.

Veratrum album C6   Bei Wadenkrämpfen, die sich durch Wärme oder beim Gehen bessern, und die so große Schmerzen verursachen, dass sie zu Erschöpfung und kaltem Schweiß auf der Stirn führen, sollten Sie zu Veratrum album greifen.

Calcium carbonicum D3   Dieses Mittel hilft Ihnen, wenn Sie unter nächtlichen Wadenkrämpfen leiden. Meist werden diese Krämpfe durch einen Streckvorgang der Beine ausgelöst. Dies um so eher, wenn Sie unter Fußschweiß leiden.

Camphora C6   hilft bei Wadenkrämpfen, die von einem starken Gefühl der Eiseskälte in den Extremitäten begleitet sind.

Zahnschmerzen

Zahnschmerzen können viele Ursachen haben. Um es gar nicht erst dazu kommen zu lassen, sollten Sie regelmäßig zum Zahnarzt gehen. Zahnschmerzen können aber auch durch einen Kalzium-Mangel hervorgerufen werden.

Allgemeine Ratschläge

Sorgen Sie für eine ausreichende Versorgung mit Kalziumpräparaten.

Warnhinweis

Gehen Sie Ihren Zahnschmerzen auf den Grund und nehmen Sie auf jeden Fall die Hilfe eines Zahnarztes in Anspruch.

Homöopathische Behandlung

Chamomilla C6   Bei unerträglichen Zahnschmerzen, die Sie reizbar, verdrießlich und unruhig werden lassen, beinahe zur Verzweiflung treiben, bessert Chamomilla die Beschwerden; die Zahnschmerzen verschlimmern sich vor allem nachts und nach warmen Speisen oder Getränken.

Plantago D6   Wenn die Zahnschmerzen von einem starken Speichelfluss begleitet werden und die Zähne nicht nur sehr berührungsempfindlich sind, sondern sich auch „lang" anfühlen, hilft Plantago. Sie erhalten die Urtinktur vermischt mit Glycerin in jeder Apotheke; sie dient dann als Mittel zum Aufpinseln.

Staphisagria C6   Bei ziehenden, reißenden Zahnschmerzen, bei denen die Zähne sehr empfindlich auf Berührung, kalte

Speisen und Getränke reagieren, sollten Sie Staphisagria verwenden. Beim Beißen oder Kauen haben Sie meist keine Probleme.

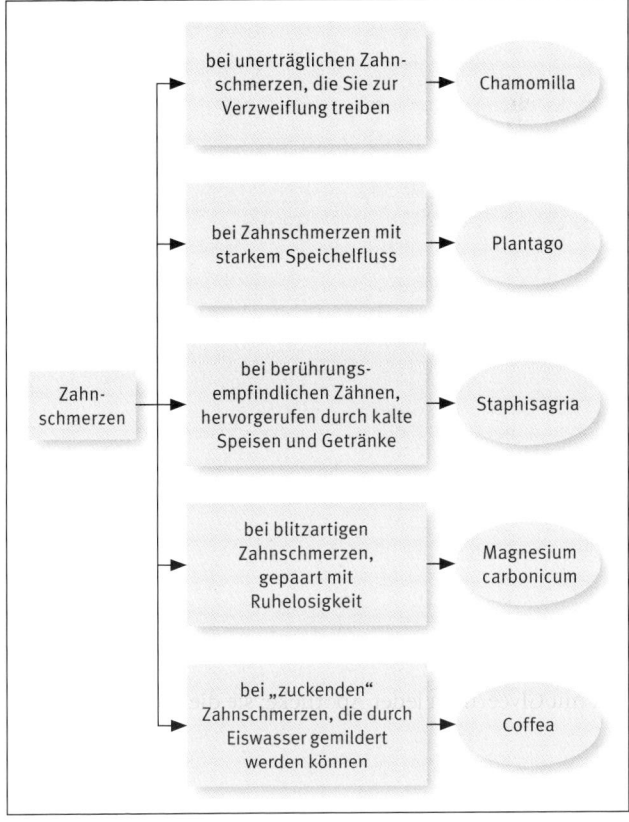

Zahnschmerzen während der Schwangerschaft

Magnesium carbonicum C6   Bei plötzlichen, geradezu blitzartig auftretenden Zahnschmerzen, die Ihnen die Ruhe rauben und Sie veranlassen aufzustehen und sich zu bewegen, ist Magnesium carbonicum angezeigt; solche Zahnschmerzen verschlimmern sich besonders nachts.

Coffea C6   Bei zuckendem Zahnweh, das sich bessert, wenn Sie den Mundraum mit Eiswasser füllen, sollten Sie auf Coffea zurückgreifen. Es verschafft nachhaltige Linderung, denn meistens kommt der Schmerz sofort wieder, wenn das Eiswasser sich im Mund erwärmt hat.

Geburtsvorbereitende Maßnahmen

Die Geburt eines Kindes stellt für alle Beteiligten, vor allem für Sie als Frau, ein herausragendes, außergewöhnliches Ereignis dar, welches umso besser gelingt, je gründlicher und intensiver es vorbereitet wird. Sie sollten damit bereits beginnen, wenn Ihr Arzt die Schwangerschaft festgestellt hat.

An erster Stelle steht die Einstimmung Ihrer Psyche. Hier geht es nicht nur darum, sich umfangreich über den Geburtsvorgang zu informieren, sondern eher darum, dass Sie sich voll und ganz, mit Leib und Seele auf Ihre Schwangerschaft einlassen, sie bejahen, sich auf die Geburt und das Kind freuen. Sie sollten sich dabei von Menschen Ihrer vertrauten Umgebung, vornehmlich von Ihrem Partner und Ihren Eltern, unterstützen lassen. Eine Schwangerschaft und Geburt kann nur positiv erlebt werden, wenn Sie sich freudig darauf einstellen.

Entspannen Sie sich

Die folgenden Ratschläge werden Ihnen helfen, sich auf das große Ereignis vorzubereiten und so der Geburt ohne Furcht oder Bedenken entgegenzusehen.

Gehen Sie regelmäßig spazieren

Planen Sie während Ihrer Schwangerschaft regelmäßig Spaziergänge ein. Sie entspannen und verbessern so Ihr inneres Gleichgewicht. Sie haben dabei Zeit und Muße, Ihren Gedanken nachzuhängen und sich mit dem Kind zu beschäftigen, das in Ihnen heranwächst. Nutzen Sie diese Spaziergänge zu intensiven Begegnungen mit der Natur.

Üben Sie die Zwerchfellatmung

Üben Sie auf Ihren Spaziergängen eine ruhige und gleichmäßige Zwerchfellatmung. Beim tiefen Einatmen dehnt sich hierbei der Bauch- und untere Brustkorbbereich aus, beim Ausatmen zieht er sich wieder zusammen. Richtig ist die Zwerchfellatmung dann, wenn der obere Brustkorbbereich sich nur sehr wenig bewegt.

Das erste Einüben der Zwerchfellatmung erfolgt am zweckmäßigsten im Liegen. Dabei liegen Sie flach auf dem Rücken, ziehen die Knie an und stützen Ihre Füße flach auf Ihr Betttuch. Eine Hand ruht auf Ihrem Bauch, die andere liegt entspannt an der Seite. Konzentrieren Sie sich in aller Ruhe auf den Atmungsvorgang, bei dem sich in gleichmäßigem Rhythmus die Bauchdecke mit jedem Atemzug hebt und beim Ausatmen wieder senkt. Vermeiden Sie jede Kraftanstrengung, insbesondere auch ein ruckartiges Einatmen. Bedeutsam für eine optimale Versorgung Ihres Organismus mit Sauerstoff ist die Ausatmungsphase, weil nur durch ein vollständiges und nicht vorzeitig abgebrochenes Ausatmen der Körper von verbrauchter Luft vollständig befreit werden kann. Während für das Einatmen durchaus ein kürzerer Zeitraum genügt, ist für das Ausatmen in aller Regel also ein längerer Zeitraum, etwa die doppelte Zeit, sinnvoll.

Ernähren Sie sich richtig

Einen ganz wesentlichen Teil Ihrer Geburtsvorbereitung sollte die Sorge um eine richtige Ernährung einnehmen. Im Einzelnen ist darunter Folgendes zu verstehen:

Essen Sie regelmäßig möglichst alle 4 Stunden eine kleine Mahlzeit. Trinken Sie zwischendurch Wasser oder ungesüßte Fruchtsäfte; vermeiden Sie sowohl schwarzen Tee und Kaffee als auch alkoholische und kohlensäurehaltige Getränke. Achten Sie auf leicht verdauliche Mahlzeiten mit Gemüse, Obst und Vollkornprodukten. Sie enthalten einen hohen Anteil an Ballaststoffen, Mineralien und Vitaminen. Halten Sie sich hinsichtlich der Nahrungsmenge eher zurück. Sie wissen ja inzwischen, dass sich das „für zwei essen" nicht auf die Essensmenge bezieht.

Sehr vorteilhaft sind entrahmte Milch und Jogurt. Vor allem das Abendessen sollten Sie so leicht wie möglich gestalten und mit Früchten und gedünstetem Gemüse anreichern. Ganz wichtig: Die Mahlzeiten sollten nur dem Essen dienen. Also lassen Sie das Fernsehgerät aus.

Wenn Sie diese Ernährungsratschläge befolgen, hat dies günstige Auswirkungen nicht nur auf Ihre eigene Gesundheit und den Geburtsvorgang, sondern auch auf die Gesundheit Ihres Babys.

Besuchen Sie einen Geburtsvorbereitungskurs

Die vorstehenden Ratschläge sind in vielen öffentlichen und kirchlichen Einrichtungen sowie Kliniken Gegenstand besonderer Geburtsvorbereitungs-Kurse, bei denen alle Beteiligten, auch die Väter, miteinander ins Gespräch kommen können und dadurch insgesamt Ihre Situation besser verstehen lernen.

Am besten beginnen Sie bereits im dritten Schwangerschaftsmonat mit dem Besuch eines Geburtsvorbereitungs-Kurses. In aller Regel wird dieser von Fachleuten wie Ärzten, Hebammen oder Krankenschwestern geleitet und vermittelt in regelmäßigen Zusammenkünften eine ganze Reihe wertvoller Hinweise und praktischer Übungen. Im Gespräch mit den Fachleuten, aber auch mit anderen Müttern, die vielleicht aus der Zeit einer vorherigen Schwangerschaft über entsprechende Erfahrungen verfügen, können Sie auch die Entscheidung treffen, ob Sie im Krankenhaus oder zu Hause entbinden wollen.

Im Laufe dieses Kurses erfahren Sie alles Wichtige über die einzelnen Phasen der Schwangerschaft wie auch vieles über die Geburt. Oft entwickelt sich aus den Gesprächen mit den Geburtshelfern ein regelrechtes Vertrauensverhältnis, wodurch Sie die bevorstehenden Wochen und Monate wesentlich ausgeglichener und entspannter bewältigen können.

Neben den bereits erwähnten Atemübungen beschäftigen Sie sich in den Kursen mit gymnastischen Anleitungen zur Lockerung Ihrer Gelenke und Ihres Beckens, ferner mit speziellen Entspannungsübungen, die Ihnen eine Erholung in den Phasen zwischen den Wehen ermöglichen werden. Insgesamt führt der sicherlich rege Gesprächsaustausch eines Geburtsvorbereitungs-Kurses dazu, dass mögliche Befürchtungen und Ängste abgebaut werden.

Vielleicht haben Sie das Glück, innerhalb eines solchen Kurses, der manchmal auch Besuche bei Ärzten oder Besuche von Krankenhäusern mit Besichtigung der Entbindungsstationen beinhaltet, einen Frauenarzt mit homöopathischer Ausbildung kennen zu lernen, zu dem Sie Vertrauen fassen und den Sie dann für die kommende Geburtshilfe vorsehen.

Homöopathische Geburtsvorbereitung

Caulophyllum D6 trägt zur Kräftigung der Gebärmuttermuskulatur bei. Die Geburtswege werden so elastischer und die Gebärmutterkontraktionen bei der Geburt werden sanfter, geordneter und effizienter. Als wirksame Dauerbehandlung empfiehlt der berühmte britische Homöopath Dr. Douglas Borland, der Autor von „Homoeopathy for Mother and Infant", während der letzten vier Schwangerschaftswochen die Einnahme einer täglichen Dosis von 5 Kügelchen Caulophyllum D6 abends vor dem Schlafengehen, um die Wehen zu erleichtern.

Die Versorgung nach der Geburt

Der Einsatz homöopathischer Medikamente bei der Geburt liegt in der alleinigen Verantwortung eines ärztlichen Geburtshelfers, unter Umständen auch der Hebamme. Sie sollten sich vorher mit Ihrer Hebamme oder Ihrem Arzt über den möglichen Einsatz von Homöopathika unterhalten. Während der Geburt werden Sie selbst aufgrund der körperlichen Anstrengung nicht in der Lage sein, initiativ zu werden. Sie müssen sich auf den behandelnden Arzt oder auf die Hebamme verlassen.

Insgesamt jedoch bedeutet die Verwendung homöopathischer Medikamente während des Geburtsvorgangs eine sinnvolle und risikomindernde Alternative zu konventionellen Methoden. Nur muss deren Einsatz – beispielsweise zur Schmerzlinderung – vorab geklärt werden.

In aller Regel können Sie nach einer komplikationsfreien Entbindung recht schnell wieder aufstehen. Vergessen Sie bei aller Freude nicht, dass Sie eine anstrengende Geburt hinter sich haben und deswegen noch Ruhe und Schonung benötigen. Also übertreiben Sie nichts!

Schon nach wenigen Stunden können Sie ein warmes reizfreies Getränk und eine leichte und einfache Mahlzeit zu sich nehmen. Sollten Sie Schwierigkeiten beim Harnlassen haben, kann ich Ihnen sagen, dass dies durchaus normal ist; um sie zu überwinden, sollten zunächst alle natürlichen

Mittel zum Einsatz kommen. Bitten Sie in einem solchen Fall also Ihren Arzt oder Ihre Hebamme um entsprechende Medikamente.

Allgemeine Ratschläge

Setzen Sie sich nicht unter Stress. Es dauert nach dem Geburtsvorgang einige Zeit, bis alles wieder „normal" funktioniert. Bedenken Sie, Ihr Körper hat eine Höchstleistung vollbracht!

Homöopathische Behandlung

Arnica C6 ist ein hervorragendes Mittel, wenn der ganze Körper schmerzt und große Müdigkeit und Muskelschmerzen anzeigen, dass die Geburt nur mit großer körperlicher Anstrengung erfolgen konnte. In all den Fällen, bei denen durch die Geburt Gewebe beschädigt wurde, heilt Arnica nicht nur Verletzungen, sondern mindert auch Schwellungen und die Ausdehnung blauer Flecken.

Calendula-Urtinktur Ist bei Ihnen ein Dammschnitt vorgenommen worden, so können Sie den Heilungsprozess der Narbe unter Umständen mit der Calendula-Urtinktur unterstützen. Sprechen Sie aber unbedingt vorher mit Ihrem Arzt und unternehmen Sie nichts eigenständig.

Hypericum C6 Nach Dammschnitt-Verletzungen von Schamlippen und Scheide, bei denen starke Schmerzen anzeigen, dass in großem Umfang Nerven beteiligt sind, hilft Hypericum. Es beseitigt gleichzeitig die schweren Folgen von

Schock oder Schreck. Für alle Anwendungen gibt es die Möglichkeit, Hypericum abwechselnd oder zusammen mit Arnica zu verwenden. Auch hier gilt – wie für die Calendula-Tinktur –: Besprechen Sie sich mit Ihrem Arzt oder Ihrer Hebamme.

Staphisagria C6   Wenn es Sie betrübt, weil Sie Ihr Baby nicht auf natürliche Weise bekommen konnten, sondern nur durch einen Dammschnitt, hilft Staphisagria über die Enttäuschung hinweg. Darüber hinaus ist Staphisagria bestens geeignet, die Schmerzen nach chirurgischen Eingriffen zu lindern, bei denen es zu einer Überdehnung gekommen ist.

Bellis perennis C6   Dieses Homöopathikum unterstützt die Heilung innerer Verletzungen. Gebärmutter oder Gebärmuttermund können als Folge von falschem Pressen verletzt sein. Allerdings ist auch hier Vorsicht mit der Selbstmedikation geboten. Bei schwereren Verletzungen kann nur der behandelnde Arzt helfen.

Natürlich können Sie Bellis perennis auch zur allgemeinen Kräftigung nehmen. Es wirkt sich überaus günstig auf alle Vorgänge in Ihrem Körper aus.

Homöopathische Hilfen im Wochenbett

Die Freude über die gelungene Geburt und die physische Erleichterung, nachdem das Neugeborene Ihren Bauch verlassen hat, könnte Sie übermütig werden lassen. Sie fühlen sich so stark, dass Sie den Eindruck haben, zu allem fähig zu sein. Ich möchte Sie jedoch beschwören, sich jeder auch nur geringen Überanstrengung ausdrücklich zu enthalten – angesichts der nicht auszuschließenden schweren Folgen. Sie benötigen jetzt ausreichend Zeit und Ruhe zur Erholung; die Rolle der Mutter fordert von Ihnen ohnehin viel Kraft und Energie.

Warnhinweis
Wegen der verschiedensten Arten von möglicherweise auftretenden Schwierigkeiten nach der Geburt ist die Absprache mit Ihrem (homöopathischen) Arzt oder mit einer erfahrenen Hebamme dringend geboten.

Nachwehen

Unter Nachwehen versteht man die Zusammenziehungen der Gebärmutter nach der bereits erfolgten Geburt. Hierdurch soll diese wieder ihre ursprüngliche Größe erlangen. In vielen Fällen erfolgt dieser Vorgang schmerzlos; mitunter kann er aber von Schmerzen und Komplikationen begleitet sein. In all diesen Fällen ist es sehr wichtig, dass Sie sich mit Ihrem Arzt über die weitere Vorgehensweise absprechen.

Wichtig für Frauen, die zu Hause entbunden haben: Sollten Sie Fieber bekommen, verständigen Sie bitte umgehend Ihren Arzt oder Ihre Hebamme. Auch wenn die nachstehend genannten Homöopathika nach spätestens 24 Stunden keine Besserung erzielt haben, ist unbedingt der Arzt zu verständigen.

Allgemeine Ratschläge

Gehen Sie entspannt an die Vorgänge heran, die in Ihrem Körper ablaufen. Normalerweise laufen die Nachwehen ohne Komplikationen ab.

Homöopathische Behandlung

Die folgenden Mittel können dazu dienen, schmerzhafte Nachwehen zu mildern.

Coffea C6 Wenn Sie unter einer gewissen Überempfindlichkeit leiden und keinen Schlaf finden, hilft Ihnen ganz sicher Coffea.

Nux vomica C6 lindert Schmerzen bei Nachwehen, die krampfhaft verlaufen und mit häufigem Harn- oder Stuhldrang einhergehen.

Chamomilla C6 hilft bei sehr schmerzhaften, nach oben gerichteten Nachwehen.

Sepia C6 Bei Nachwehen, die als kurze, stechende Schmerzen im Gebärmutterhals auftreten und bis in die Rückenpartie ausstrahlen, kann Sepia genommen werden; diese Form der Nachwehen ist oft mit Schwermütigkeit verbunden.

Secale cor C6 Wenn Sie eher mager sind und schon mehrere Kinder auf die Welt gebracht haben, kann es sein, dass die Haut schlaffer geworden ist. Sie entwickeln nur wenig Körperwärme, wehren sich trotzdem dagegen, dass Ihr Körper bedeckt wird. Die Nachwehen sind sehr stark und schmerzhaft. Sie sollten in diesem Fall auf Secale cor zurückgreifen.

Calcium carbonicum C6 Im Falle von stechenden Nachwehen, die Sie dazu veranlassen, um eine Rückenstütze zu bitten, eignet sich Calcium carbonicum; die schweren Nachwehen können sowohl von Schwitzen als auch von Frösteln begleitet sein.

Harnverhaltung und Harn-Inkontinenz

Die lange Anspannung der Muskulatur des Beckenbodens bei der Entbindung kann dazu führen, dass Sie entweder überhaupt keinen Harndrang verspüren (Harnverhaltung) oder aber vorübergehend Ihren Blasenschließmuskel nicht mehr kontrollieren können, sodass es zu einem ungewollten Harnabgang kommt (Harn-Inkontinenz).

Allgemeine Ratschläge

- Achten Sie darauf, dass Sie auch bei geringem oder ausbleibendem Harndrang regelmäßig die Toilette aufsuchen.
- Eine Harn-Inkontinenz kann u. U. durch Anhalten des Harnstrahls beim Wasserlassen überwunden werden.

■ Die unter fachlicher Anleitung (Arzt oder Hebamme) durchgeführten Übungen für den Beckenboden sind bestens geeignet, sowohl die Beckenbodenmuskulatur als auch den Blasenschließmuskel in ihren Funktionen zu stärken.

Homöopathische Behandlung

Folgende Mittel helfen Ihnen bei diesen Schwierigkeiten.

Belladonna C6   eignet sich als Mittel unmittelbar nach der Geburt, insbesondere bei Harn-Inkontinenz.

Causticum C6   hilft in all den Fällen von Harnverhaltung, bei denen über eine längere Zeit jede Regung der Blasentätigkeit ausbleibt.

Arsenicum album C6   Wenn die Harnverhaltung die Folge einer Blasenüberdehnung ist und sich die Schwäche und Erschöpfung in einer ruhelosen Angst vor dem Alleinsein und in einem starken Verlangen nach einem Getränk äußert, ist Arsenicum album das richtige Mittel.

Hyoscyamus C6   Liegt eine Blasenlähmung vor und kommt es ohne eigentlichen Drang zu einem unfreiwilligen Abgang von Harn, der von Zuckungen der Muskulatur begleitet ist, sollten Sie Hyoscyamus nehmen.

Müdigkeit im Wochenbett

Nach der Höchstleistung, die Sie bei der Geburt Ihres Babys vollbracht haben, müssen Sie sich jetzt ausruhen und neue Kraft tanken. Da ist es völlig normal, dass Sie schnell müde sind.

Allgemeine Ratschläge

Geben Sie der Müdigkeit immer nach, denn Ausruhen, Ruhe und Schlaf sind tatsächlich die besten Mittel, um sich von der Anstrengung der Geburt zu erholen. Sie werden die Kraftreserven später bitter nötig haben – denn so ein Kind kann doch ganz schön anstrengend sein.

Homöopathische Behandlung

Um wieder Kraft und neue Energie zu bekommen, kann Ihnen eines der aufgeführten homöopathischen Medikamente nützlich sein. Sie tragen auf natürliche Weise zu einer allmählichen Gesundung des gesamten Organismus bei.

China C6   Wenn sich Ihre Erschöpfung durch eines der nachfolgenden Symptome anzeigt, hilft Ihnen China: starkes Schwitzen, Blutverlust, Abmagerung, Blähungen, Anämie, Neigung zu Schwindel und Ohnmacht, allgemeine Reizbarkeit.

Carbo vegetabilis C6   baut Sie wieder auf, wenn die Erschöpfung mit starkem Schweißausbruch einhergeht und infolgedessen ein großes Verlangen nach frischer Luft und ebenso ein starker Durst auf kühle Getränke besteht; gleichzeitig haben Sie ein allgemeines Kältegefühl, insbesondere hinsichtlich Ihrer Extremitäten, und Sie sind von Blähungen geplagt.

Kalium carbonicum C6 Dies Mittel eignet sich hervorragend zur Behandlung der Wochenbettschwierigkeiten, die sich dadurch zeigen, dass Sie stark schwitzen und am ganzen Körper stechende Schmerzen verspüren.

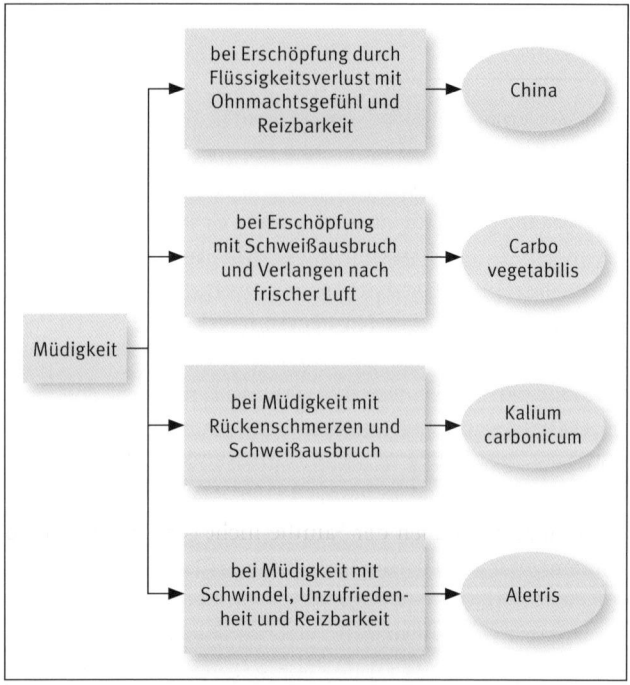

Müdigkeit im Wochenbett

Aletris C6 Wenn Sie sich nach der Geburt nur sehr langsam erholen, immer wieder von Schwindel befallen werden, leicht reizbar und höchst unzufrieden sind, sollten Sie sich mit Aletris stärken.

Schwermut (postnatale Depression)

Mögliche Ursachen für die oft im Wochenbett zu beobachtenden Stimmungsschwankungen, die im Extremfall zu Schwermut und Depression führen können, sind meistens hormonelle Veränderungen. Auch der allgemeine Erschöpfungszustand, Sorgen um das Kind oder Probleme mit dem Partner können zu Verstimmungen führen. Schließlich kann auch eine Grundneigung zu Schwermut bestehen.

Die postnatale Depression, der Fachbegriff für derartige Stimmungsschwankungen nach der Geburt, kann sich in unterschiedlicher Weise äußern. Bei einigen von Ihnen kann die Angelegenheit mit einem „Heultag" erledigt sein. Andere verbleiben einige Tage oder noch länger in einem allgemeinen Zustand von Traurigkeit. Schlimmstenfalls kommen Sie ohne ärztliche Hilfe nicht mehr aus diesem Zustand heraus. Daneben treten Schlaf- und Appetitstörungen auf, Versagensängste, weil Sie plötzlich Furcht haben, den Ansprüchen des Kindes und denen der Familie nicht gerecht werden zu können.

Allgemeine Ratschläge

Mein wichtigster Rat an Sie: Sprechen Sie offen über Ihre Schwierigkeiten und Ängste, sei es mit Ihrem Partner oder auch Arzt oder mit Ihrer Hebamme. Mit Arzt oder Hebamme müssen Sie auch Kontakt aufnehmen, wenn es darum geht, eines der im Folgenden genannten Medikamente anzuwenden. Nicht vergessen werden darf daneben eine ausreichende Versorgung mit Vitaminen und Mineralien (insbesondere Zinkpräparaten).

Homöopathische Behandlung

Sepia C30 ist das geeignete Mittel, wenn es Ihnen ganz allgemein schlecht geht, Sie müde sind und Sie Ihr Gefühl, überfordert zu sein, Ihre Abneigung, Wut und Aggressivität allen, auch der Familie gegenüber, nur schwer verbergen können. Zu positiven Gefühlen sind Sie kaum fähig. Symptomatisch sind auch Frösteln, Verstopfung, das Gefühl, eine gesenkte Gebärmutter zu haben, oder eine auffallende Verfärbung in Gelb oder Braun über der Nasenbrücke. Man trifft eine solche Erschöpfungsform oft bei schlanken, braunhaarigen Frauen an.

Ignatia C30 hilft immer dann, wenn eigentlich nur eine leichte Depression vorliegt, aber stiller Kummer dazu führt, dass Sie schluchzen und seufzen und sich in Ihrem Leid immer mehr zurückziehen; oftmals sind Sie auch mit Ihrer Situation vollkommen unzufrieden, weil sich Ihre Vorstellungen als unrealistisch erwiesen haben.

Pulsatilla C30 Wenn Sie eher schüchtern und unsicher sind, eine blonde Haarfarbe besitzen und leicht zum Weinen neigen, eignet sich Pulsatilla. In der Regel verläuft eine solche

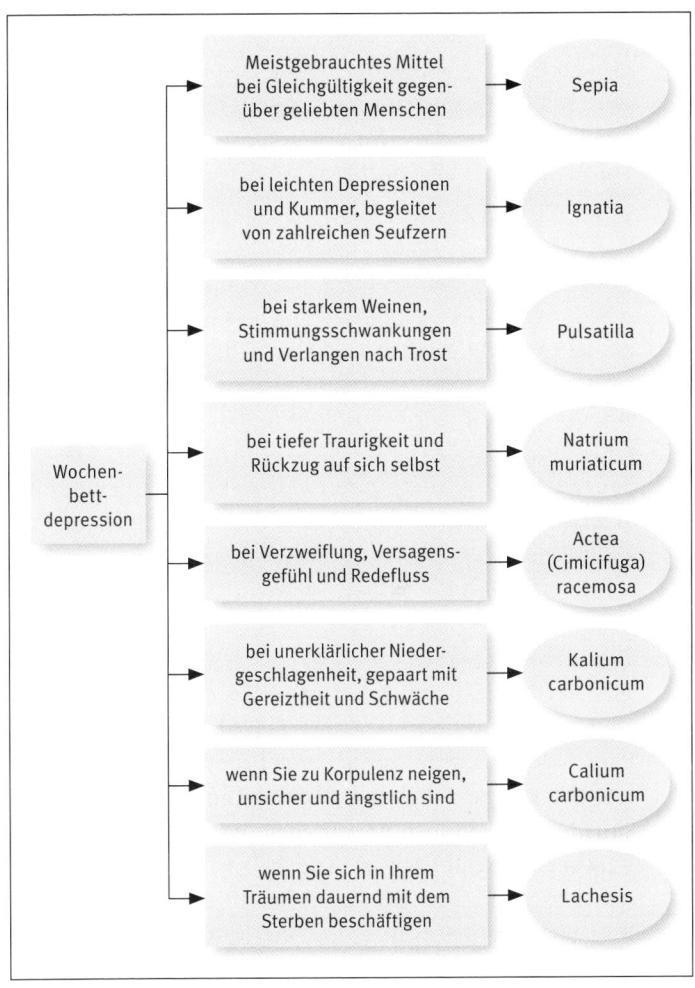

Meistgebrauchtes Mittel bei Gleichgültigkeit gegenüber geliebten Menschen	Sepia
bei leichten Depressionen und Kummer, begleitet von zahlreichen Seufzern	Ignatia
bei starkem Weinen, Stimmungsschwankungen und Verlangen nach Trost	Pulsatilla
bei tiefer Traurigkeit und Rückzug auf sich selbst	Natrium muriaticum
bei Verzweiflung, Versagensgefühl und Redefluss	Actea (Cimicifuga) racemosa
bei unerklärlicher Niedergeschlagenheit, gepaart mit Gereiztheit und Schwäche	Kalium carbonicum
wenn Sie zu Korpulenz neigen, unsicher und ängstlich sind	Calium carbonicum
wenn Sie sich in Ihrem Träumen dauernd mit dem Sterben beschäftigen	Lachesis

Wochenbettdepression

Schwermut im Wochenbett

Depression eher mild, aber immerhin können die Symptome sich abends und bei warmer Witterung verstärken. Gefühle der Enttäuschung und einer allgemeinen Überforderung kommen hinzu; dabei gibt es kaum ein Durstgefühl, jedoch ein starkes Verlangen nach frischer Luft und danach, getröstet zu werden.

Natrium muriaticum C30 Wenn Sie den Eindruck haben, alles falsch gemacht zu haben, und in Ihrer Not und Traurigkeit am liebsten allein gelassen werden möchten, sollten Sie es mit diesem Homöopathikum versuchen. Sie bringen es bei dieser Form der Verstimmung nicht mehr fertig, sich anderen Menschen gegenüber zu öffnen; selbst der Versuch, Sie zu trösten, misslingt. Hier handelt es sich um eine eher schwache Depression, die sich auch darin äußern kann, dass es Ihnen schwer fällt, sich zu konzentrieren; ein starkes Verlangen nach Salz ist symptomatisch.

Actea (Cimicifuga) racemosa C30 ist besonders dann geeignet, wenn Sie so verzweifelt sind, dass Sie sich kaum mehr Ihrem Baby zuwenden können. Die Versagensängste versuchen Sie durch einen andauernden Redefluss zu kompensieren, der sich bei auftretenden Schmerzen noch steigert.

Kalium carbonicum C30 Wenn Sie aus unerklärlichen Gründen seit Ihrer Entbindung niedergeschlagen sind, sich dies aber nicht anmerken lassen wollen, ist Kalium carbonicum das richtige Mittel für Sie. In Ihrer Schwachheit sind Sie außerordentlich reizbar, ermüden leicht und leiden stark bei jedem Witterungswechsel, insbesondere bei kalter Witterung. Dabei sind Ihre Augenlider oftmals etwas geschwollen. Sie machen sich viele Gedanken und suchen in Ihrer Besorgtheit die Nähe liebevoller Menschen.

Calcium carbonicum C30   Bei einer auffälligen Diskrepanz zwischen kräftigem Körperbau und einer andauernden psychischen Unsicherheit und Angst, die Sie dazu treibt, passiv Widerstand zu leisten, ist Calcium carbonicum angezeigt.

Lachesis C30   hilft in all den Fällen, in denen Sie, oft als Folge der bei der Geburt angewandten Narkose, nach Luft ringen und sich in Ihren Träumen und Gedanken mit dem Tod beschäftigen.

Wochenfluss (Lochien)

Nach der Plazenta wird noch eine gewisse Menge Blut zusammen mit anderen Körperflüssigkeiten und Schleim aus der Gebärmutter ausgestoßen. Meist kommt erst etwas Blut, dann eine milchige Mischung aus Schleim und anderen Flüssigkeiten. Dieser Wochenfluss kann sich über 3–4 Wochen hinziehen. Ursache dafür ist die Verkleinerung der Gebärmutter.

Allgemeine Ratschläge

Wichtig ist, dass Sie auf eine gründliche Hygiene achten! Sprechen Sie mit Ihrem Arzt oder Ihrer Hebamme, wenn der Wochenfluss sehr gering oder sehr üppig ausfällt. Im

Übrigen können Sie es mit den folgenden Homöopathika versuchen.

Homöopathische Behandlung

Silicea C6   Wenn sich der Wochenfluss jedes Mal verstärkt, wenn Sie Ihrem Kind die Brust geben, oder dann, wenn Sie besonders erregt oder unruhig sind, hilft Ihnen Silicea.

Secale cor C6   hilft bei andauerndem Wochenfluss, der übel riecht und von wässriger und schwarzer Beschaffenheit ist, aber auch, wenn Sie schwach und abgemagert sind und selbst bei großer Kälte immer noch nach weiterer Abkühlung verlangen.

Bryonia C6   Dies Mittel ist immer dann angezeigt, wenn der Wochenfluss entweder mengenmäßig nur gering ist oder aber unterdrückt wird, was zu Ausscheidungen anderer Art, wie Nasenbluten oder auch zu heftigen Kopfschmerzen führen kann.

Pulsatilla C6   Wenn der Wochenfluss plötzlich unterdrückt wird, eine nervliche Schwäche vorhanden ist oder auch Anämie besteht, ist die Einnahme von Pulsatilla angezeigt.

Lachesis C6   verschafft Linderung, wenn der Wochenfluss eine schwarze Farbe aufweist und der bestehende Stau von hämmernden Kopfschmerzen begleitet ist sowie Haut und Haare sehr berührungsempfindlich reagieren.

China C6 Wenn der Wochenfluss zu lange und zu stark und beinahe schwarz erfolgt und von starker Schwäche begleitet ist, sollten Sie China nehmen.

Verstopfung

Nach der Geburt muss sich Ihr Organismus langsam wieder umstellen. Da kann es schon passieren, dass Ihr Stuhlgang nicht richtig funktioniert.

Allgemeine Ratschläge

- Ernähren Sie sich faser- und ballaststoffreich. Essen Sie Vollkornprodukte, Obst, Gemüse und Salate. Diese Kost ist am ehesten geeignet, eine Verstopfung im Wochenbett zu vermeiden oder zu lindern.
- Bitten Sie Ihre Hebamme um eine spezielle Wochenbett-Bauchmassage; sie stellt eine unschätzbare Hilfe für Ihre Verdauungsorgane dar.
- Reagieren Sie auf die geringsten Anzeichen eines möglichen Stuhlgangs.
- Wegen der negativen Auswirkungen auf das Stillen besteht für den Gebrauch von Abführmitteln ein striktes Verbot. Im Falle einer hartnäckigen Verstopfung kann höchstens ein Klistier eingesetzt werden, dessen Art und Dosierung Sie sich von Ihrem Arzt verschreiben lassen sollten.

Homöopathische Behandlung

Auch die nachfolgend genannten Homöopathika sind für eine Normalisierung in Verstopfungsfällen hilfreich.

Nux vomica C6   Wenn Sie nicht auf die Toilette können, obwohl Sie sehr häufig den Drang verspüren, oder der Stuhlgang ungenügend ist (bei immerhin vorübergehender Erleichterung), sollten Sie auf Nux vomica ausweichen. Unter diesem Zustand leidet auch Ihre Laune und Sie sind recht reizbar.

Bryonia C6   Wird die Verstopfung dadurch verursacht, dass die Schleimhäute im Verdauungstrakt trocken sind, der Stuhl deshalb hart ist und eine braune oder schwarze Färbung besitzt, hilft Ihnen Bryonia.

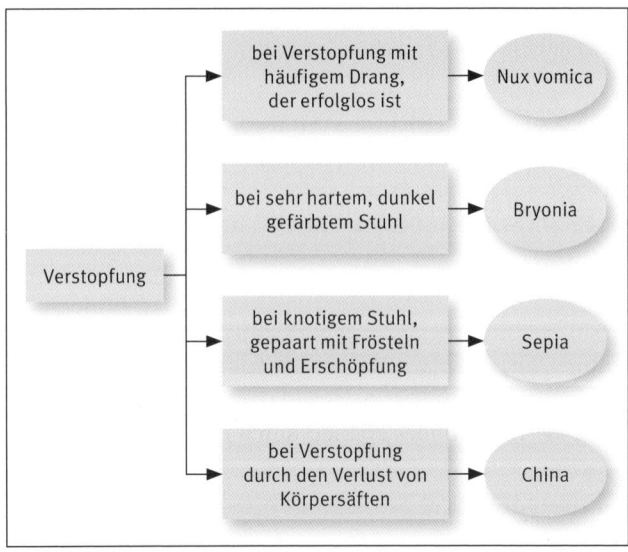

Verstopfung im Wochenbett

Sepia C6 verschafft Linderung, wenn Ihre Verstopfung mit Frösteln und Erschöpfung einhergeht und Sie überempfindlich reagieren. Tatsächlich ist der Stuhl außerordentlich hart und hat die Form von Kugeln oder Knoten; außerdem ist der Abgang sehr schmerzhaft.

China C6 Bei einer Verstopfung, die vom Verlust der Körpersäfte (z. B. Blut) verursacht ist und von großer Schwäche, Schwindel und Blähungen begleitet sein kann, hilft dieses Homöopathikum. Dabei sind Sie eher apathisch, schweigsam und berührungsempfindlich.

Homöopathie in der Stillzeit

Von Natur aus ist Muttermilch die ideale Nahrung für das Neugeborene. Sie enthält alle Nährstoffe in ausreichender Menge und Zusammensetzung, die es dem Baby erleichtern, sich gut zu entwickeln; zudem enthält die Muttermilch eine ganze Reihe von wichtigen Enzymen und Antikörpern gegen die vielfältigen Infektionsrisiken. Kein einziges Milchpräparat kann Muttermilch voll ersetzen.

Nicht vergessen werden darf, dass der Stillvorgang auch ein inniger Körperkontakt zu Ihrem Kind ist und auf diese Weise die Verbindung zu Ihrem Baby gestärkt wird. Viele Unruhezustände Ihres Kindes können durch diesen engen Körperkontakt gemildert werden.

Auch in der Stillzeit sollten Sie sich vollwertig ernähren und auf Alkohol, Nikotin und andere Stimulantien verzichten. Wichtig ist darüber hinaus eine gute Pflege der Brüste und

Warzen. Schließlich ist eine harmonische häusliche Atmosphäre von unschätzbarem Wert.

Wenn irgendwie möglich, sollten Sie das Baby je nach Bedarf stillen.

Mögliche Probleme beim Stillen lassen sich durch Homöopathika mildern oder beseitigen und können auch bei einer vorübergehenden Verminderung der Milchproduktion zu einer erneuten Normalisierung beitragen.

Zur Beachtung
Die Anwendung homöopathischer Medikamente sollte trotz ihrer günstigen Auswirkungen in engem Kontakt zu einem (homöopathischen) Arzt vorgenommen werden.

Schmerzhaftes Stillen

Oft sind Schmerzen, die beim Stillen entstehen, Auslöser dafür, dass Sie vorzeitig mit dem Stillen Ihres Babys aufhören. Gegen die Schmerzen können Sie aber etwas tun.

Allgemeine Ratschläge

Länger anhaltende Schmerzen sollten Sie in jedem Fall dazu veranlassen, von Ihrem Arzt oder auch Ihrer Hebamme die möglichen Ursachen abklären zu lassen. Im Übrigen können Sie zur Linderung das für Sie passende Homöopathikum anwenden.

Homöopathische Behandlung

Die folgenden Mittel sind geeignet, auftretende Schmerzen zu lindern.

Chamomilla C6   Wenn die Schmerzen vor allem auf schmerzhafte Brustwarzen zurückzuführen sind, ohne dass die sichtlich entzündeten Warzen Risse aufweisen, sollten Sie Cha-

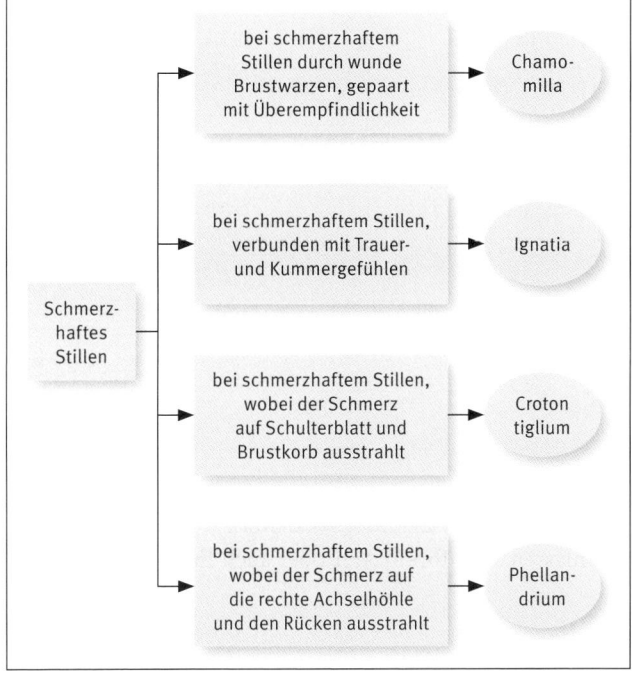

Schmerz-
haftes
Stillen

bei schmerzhaftem
Stillen durch wunde
Brustwarzen, gepaart
mit Überempfindlichkeit → Chamomilla

bei schmerzhaftem Stillen,
verbunden mit Trauer-
und Kummergefühlen → Ignatia

bei schmerzhaftem Stillen,
wobei der Schmerz
auf Schulterblatt und
Brustkorb ausstrahlt → Croton
tiglium

bei schmerzhaftem Stillen,
wobei der Schmerz auf
die rechte Achselhöhle
und den Rücken ausstrahlt → Phellandrium

Schmerzhaftes Stillen

momilla anwenden. Oft treten hierbei auch Schmerzen im Unterleib auf. Häufig stellt sich auch der Schmerz beim Stillvorgang ein, wenn Sie sich zuvor über irgendetwas geärgert haben.

Ignatia C30 ist angezeigt, wenn das schmerzhafte Stillen durch wunde Brustwarzen verursacht wird und sich durch Trauer und Kummer noch verschlechtert.

Croton tiglium C6 hilft bei sehr wunden Brustwarzen und einem ziehenden Schmerz, der auf der Seite, auf der das Baby angelegt wurde, entsteht und von der Brust zum Schulterblatt zieht. Hierbei erfasst er den gesamten Brustkorb.

Phellandrium C6 Sollte bei jedem Stillen auf der rechten Brust ein stechender Schmerz entstehen, der sich von der Brust in die Richtung der rechten Achselhöhle ausweitet und in den Rücken zieht, ist Phellandrium lindernd.

Risse und Schrunden in den Brustwarzen

Probleme mit dem Stillen des Kindes bereiten oft aufgesprungene Brustwarzen, die starke Schmerzen verursachen können.

Allgemeine Ratschläge

Durch eine sorgfältige Pflege der Brustwarzen kann vermieden werden, dass sie wund werden oder Schrunden (Hautrisse) bekommen und somit ihre normale Weichheit verlieren. Bei vorhandenen Rissen in den Brustwarzen behandeln Sie diese regelmäßig nach dem Stillen mit einer frischen Calendula-Lösung (10 Tropfen Urtinktur auf ¼ Liter abgekochtes und danach abgekühltes Wasser), trocknen diese danach sorgfältig ab und reiben sie mit Olivenöl oder Vitamin-E-Öl ein.

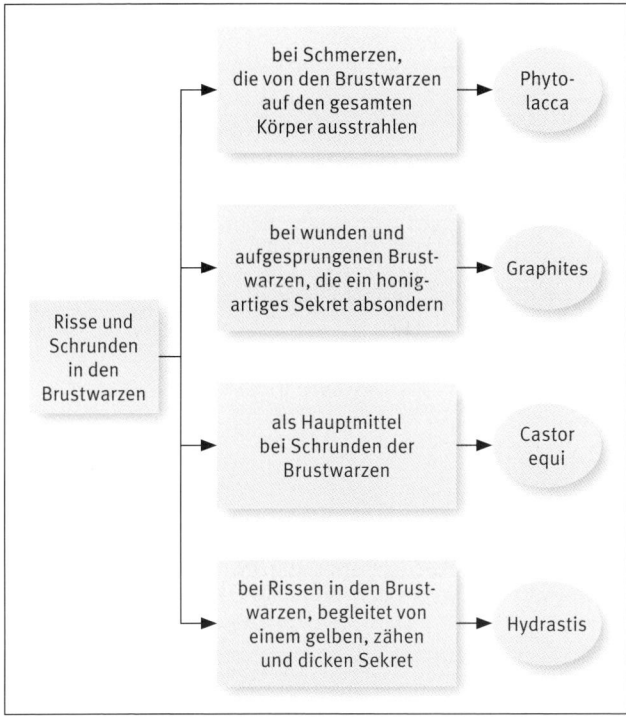

Risse und Schrunden in den Brustwarzen

Homöopathische Behandlung

Folgende Homöopathika sind nützlich, um die vorstehenden Schwierigkeiten im Brustwarzenbereich in den Griff zu bekommen.

Phytolacca D12   Wenn der Schmerz von den Brustwarzen auf den gesamten Körper ausstrahlt und der gesamte Warzenbereich wund, gerötet und mit Schrunden bedeckt ist, lindert Phytolacca.

Graphites C6   Sind die Brustwarzen so empfindlich, dass sie nicht nur wund und aufgesprungen sind, wobei eine honigartige Absonderung auftritt, sondern auch von Bläschen bedeckt sind, verschafft Ihnen die Anwendung von Graphites Linderung.
Eine solche Form ist charakteristisch, wenn Sie eher kräftig gebaut sind, zum Frösteln und zur Verstopfung neigen. Oft treten bei Ihnen Erkrankungen im Hautbereich auf, wobei selbst kleine Wunden nur sehr schlecht heilen oder sogar eitern.

Castor equi D3   ist das Hauptmittel gegen Schrunden, Schwellungen und Entzündungen im Brustwarzenbereich. Es hilft zudem gegen das Jucken der Haut, wenn sich die Brustwarzen in einem wunden Zustand befinden und jede Berührung unangenehm ist.

Hydrastis D12   Wenn die Schrunden auf der Brustwarze dazu führen, dass ein gelbes, zähes und dickes Sekret abgesondert wird, wenden Sie am besten Hydrastis an.

Calendula-Öl oder -Salbe (äußere Anwendung) Dabei sollte entweder bereits vorbeugend oder auch zur Behandlung rissiger Brustwarzen nach jedem Stillen Calendula-Öl oder -Salbe dünn aufgetragen werden; dadurch bleiben Brustwarzen auf Dauer geschmeidig und können nicht mehr aufspringen oder rissig werden.

Milchbildung (zu wenig Muttermilch)

Die Milchbildung kann durchaus Schwankungen unterworfen sein. Wenn Sie zu wenig Milch produzieren und Ihr Kind nicht richtig satt wird, kann das mehrere Ursachen haben.

In vielen Fällen deutet das Ausbleiben einer ausreichenden Produktion an Muttermilch auf tiefer liegende Probleme hin. Sie sind am besten durch eine von einem homöopathischen Arzt eingeleitete konstitutionelle homöopathische Therapie in den Griff zu bekommen. Darüber hinaus gibt es eine ganze Reihe geeigneter homöopathischer Medikamente, die, unterstützt durch ausreichende Ruhe und gesunde Ernährung, zu einer Kräftigung der Gesamtkonstitution und somit zu einer ausreichenden Milchproduktion führen.

Allgemeine Ratschläge

- Anregend auf den Milchfluss kann eine gezielte Entspannung sein. Wirksam unterstützt wird sie durch heißes Duschen, durch eine Massage sowie durch autogenes Training oder andere Entspannungsmethoden wie Yoga.

- Eine wirksame Unterstützung Ihres Milchflusses können Sie dadurch erzielen, dass Sie Milchbildungstee zu sich nehmen.

Homöopathische Behandlung

Agnus castus D6   ist ein ausgezeichnetes Mittel, auf das Sie gleich zu Beginn zurückgreifen sollten, wenn sich Schwierigkeiten in der Milchproduktion zeigen und die Milch zu versiegen droht. Oft leiden Sie unter körperlicher Schwäche und einer psychischen Überlastung, durch die Ihre Stimmung entscheidend beeinträchtigt wird.

Ignatia C30   Wenn das Versiegen der Milchproduktion durch Aufregungen, Kummer oder sonstige emotionelle Belastungen irgendwelcher Art hervorgerufen worden ist, hilft Ihnen Ignatia.

Lac defloratum C6   Leiden Sie zusätzlich unter Verstopfung und Kopfschmerzen und verspüren ständig Durst auf Milch, kann Ihnen diese Medizin sicher helfen.

Urtica urens D6   Dies ist ein allgemein angewandtes Mittel, wenn die mangelnde Milchbildung begleitet ist von einem Juckreiz im Bereich der Brust und von stechenden Schmerzen.

Calcarea phosphorica D6   ist ein biochemisches Präparat und hilft Ihnen, wenn Sie emotional unbelastet sind und das Fehlen einer ausreichenden Milchmenge durch ein die Ernährung unterstützendes und ergänzendes Medikament

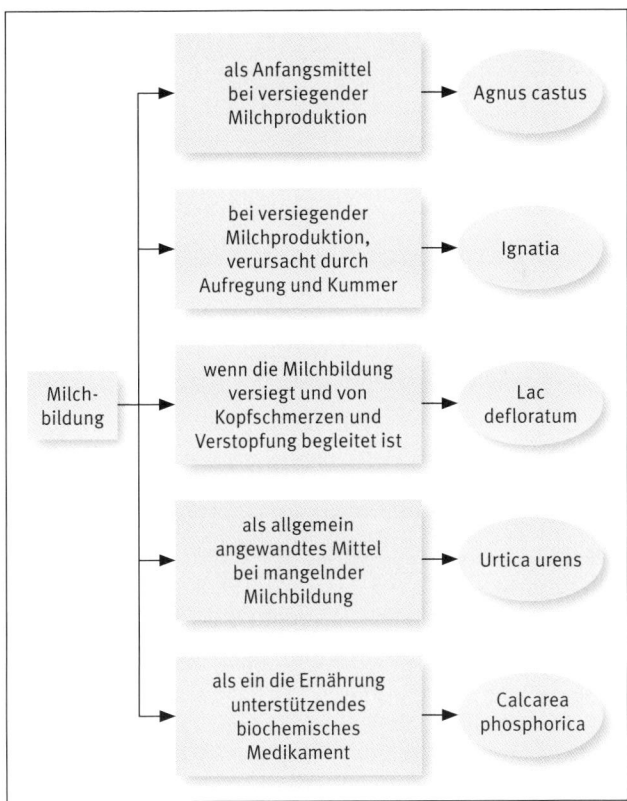

Milchbildung

gefördert werden muss. Dabei handelt es sich bei Calcarea phosphorica um ein aus phosphorsaurem Kalk hergestelltes Präparat in biochemischer Potenz, das in der Dosierung 2 Tabletten 4-mal täglich einzunehmen ist.

Milchstauung (zu viel Muttermilch)

Übervolle Brüste können sehr schmerzhaft sein und sollten mit homöopathischen Mitteln behandelt werden.

Allgemeine Ratschläge

Die Überproduktion von Muttermilch kann reduziert werden, indem Sie das Zuviel an Milch per Hand herausdrücken oder mittels einer Milchpumpe absaugen.

Homöopathische Behandlung

Darüber hinaus sollten Sie eines der folgenden homöopathischen Medikamente in Absprache mit Ihrem (homöopathischen) Arzt anwenden.

Calcium carbonicum D6 Wenn Sie von kräftiger Statur sind, eine blonde Haarfarbe und blaue Augen besitzen, leicht ins Schwitzen kommen (hauptsächlich an Stirn und Händen) und trotzdem extrem kälteempfindlich sind, ist Calcium carbonicum das geeignete Mittel für Sie. Es wird eher wässrige Milch in großer Menge produziert, die Brüste sind geschwollen; oft verweigert der Säugling die Brust.

Phytolacca D12 (mehrfach anwenden) ist ein allgemein angewandtes Mittel; die Muttermilch ist bläulich gefärbt und durchscheinend. Dabei ist das Stillen außerordentlich schmerzhaft, weil die Brustwarzen sehr empfindlich sind, ja die ganzen Brüste sich hart und knotig anfühlen und die Schmerzen den gesamten Körper erfassen.

Pulsatilla C6 verschafft Linderung, wenn Sie beim täglichen Stillen nur sehr wenig Milch abgeben können. Das betrifft sehr häufig blonde Frauen und solche, die kälteempfindlich sind, leicht weinen und gut durchlüftete Räume benötigen.

Belladonna C6 Sind die Brüste sehr empfindlich, angeschwollen und entzündet und nicht nur sie, sondern der gesamte Körper fühlt sich heiß an und ist gerötet, wenden Sie Belladonna an.

Abstillen

Unter Abstillen versteht man die Entwöhnung des Säuglings von der Brust der Mutter. Es gibt keine allgemeinen Richtlinien für die Dauer des Stillens. Unbestreitbar ist jedoch, dass die Muttermilch in ihrer Konsistenz auf die Bedürfnisse des Säuglings ideal zugeschnitten ist. Bedenken Sie dies, wenn von Ihrer Seite oder auch der des Babys Wünsche nach einer Beendigung der Stillzeit auftauchen.

Allgemeine Ratschläge

Vor allem wegen der Gefahr eines akuten Magen-Darm-Katarrs (Dyspepsie) ist es vonnöten, die Brustmahlzeiten allmählich herabzusetzen. Das Baby muss langsam an eine Nahrungsumstellung gewöhnt werden.

Zu Beginn sollten Sie nur die eine oder andere Brustmahlzeit ersetzen. Der Ersatz für die Muttermilch liegt in Kuhmilch, Breien und Gemüsen, wobei Sie die Reaktionen Ihres Babys auf die verschiedenen Nahrungsmittel nicht außer Acht lassen dürfen; nicht selten können diese Reaktionen auch allergischer Natur sein.

Für Sie persönlich ist es wichtig, dem Milchstau und dadurch der Gefahr einer Brustdrüsenentzündung entgegenzuwirken. Schränken Sie für einige Tage die Flüssigkeitsaufnahme ein. Binden Sie die Brüste mit einer eng anliegenden Binde hoch oder tragen Sie einen festen BH. Das schafft Ihnen Erleichterung.

Homöopathische Behandlung
Folgende Homöopathika sind geeignet, in dieser Situation hilfreich zu sein.

Phytolacca D3 (mehrfach anwenden)   Dies ist ein allgemein angewandtes Mittel zum Abstillen.

Lac caninum C6   hilft in all den Fällen, wo es nötig ist, die Milchproduktion zu beenden.

Brustdrüsenentzündung (Mastitis)
Schmerzen, Rötungen und Schwellungen der Brust sind Hinweise auf eine mögliche Brustdrüsenentzündung. Diese macht eine umgehende ärztliche Konsultation erforderlich, um das Stillen weiterführen zu können.

Allgemeine Ratschläge
In vielen Fällen helfen bereits kalte oder heiße Kompressen. Daneben sollten Sie bereits in einem frühen Stadium der Ent-

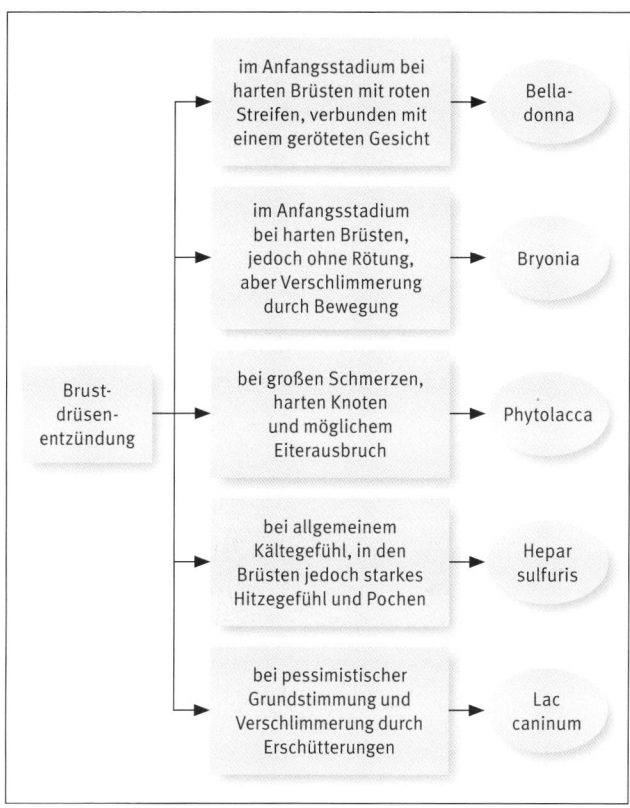

Brustdrüsenentzündung in der Stillzeit

zündung die Anwendung eines der folgenden homöopathischen Medikamente nach Rücksprache mit Ihrem (homöopathischen) Arzt versuchen. Auf gar keinen Fall dürfen Sie bei einem Verdacht auf Brustdrüsenentzündung auf den

Besuch beim Arzt verzichten! Die Brustdrüsenentzündung ist eine nicht ganz ungefährliche Angelegenheit!

Homöopathische Behandlung

Im Gegensatz zu der sonst üblichen allopathischen Behandlung mit Antibiotika mindert eine homöopathische Therapie die Gefahren sowohl für Sie als auch für Ihr Baby.

Belladonna C6 ist eines der bewährtesten Mittel im Anfangsstadium einer Brustdrüsenentzündung. Diese kündigt sich dadurch an, dass die Brüste sich hart anfühlen, sehr heiß sind und sich rote Streifen auf der Brust zeigen. Die Brüste sind sehr empfindlich gegenüber allen Berührungen oder Bewegungen.

Bryonia C6 wird bereits im Anfangsstadium einer Brustdrüsenentzündung angewandt. Die auftretenden Schmerzen sind stark und stechend, ja reißend. Durch Bewegungen verschlimmern sie sich, insbesondere dann, wenn Sie den Arm anheben. Verstopfung, ein ausgeprägtes Durstgefühl und trockene Lippen kommen hinzu.

Hepar sulfuris D6 In der Dosis D6 wird das Präparat dann angewendet, wenn sich die Entzündung zwar noch in der Anfangsphase befindet, aber starke Hitze und Pochen befürchten lassen, dass es zur Bildung von Eiter kommen könnte.

Lac caninum C6 ist das geeignete Mittel, wenn sich die Schmerzen selbst durch geringste Erschütterungen beim Gehen oder durch kleinste Bewegungen verschlimmern und nur dadurch gemildert werden können, dass man die Brüste abstützt. Die Schmerzen sind oft von einer pessimistischen Grundstimmung begleitet.

Homöopathische Hilfen für den Säugling

Nachdem Sie Schwangerschaft und Geburt ohne größere Komplikationen „überstanden" haben, steht nun nur noch Ihr Kind im Mittelpunkt Ihres Lebens. Damit es gesund bleibt, benötigt es Ihre Pflege und vor allem Ihre persönliche Zuwendung. Trotzdem kann Ihr Baby auch bei bester Pflege einmal kränkeln. Da es sich selbst nicht äußern kann, es sei denn durch Schreien, was natürlich auch auf Schmerzen hindeuten kann, sollten Sie auf mögliche Symptome achten, um das entsprechende homöopathische Medikament sinnvoll einzusetzen. Die Homöopathie hat den Vorteil, dass die gesundheitliche Belastung des Säuglings weit weniger stark ist als bei der Verwendung allopathischer Präparate.

Warnhinweis
Sollten sich ernsthafte Beschwerden einstellen, ist es dringend geboten, einen (homöopathischen) Arzt hinzuzuziehen.

Zur Anwendung homöopathischer Medikamente beim Säugling:
Geben Sie homöopathische Medikamente entweder in Pulverform, indem Sie die Kügelchen, beispielsweise mittels zweier Teelöffel, zerstoßen, oder aufgelöst in etwas warmem Wasser, unter Umständen unter Verwendung eines Tropfenspenders. Geben Sie das Medikament auf die Zunge des Säuglings.

Gelbsucht bei Neugeborenen

Wie beim Erwachsenen deutet auch beim Baby das Auftreten einer gelblichen Hautverfärbung auf eine Störung der Leberfunktionen hin.

Bei Neugeborenen tritt sie in den meisten Fällen bereits am zweiten oder dritten Tag nach der Entbindung auf, um nach weiteren 2 bis 3 Tagen wieder zu verschwinden. Sollte sie jedoch andauern, müssten Sie unbedingt einen Arzt konsultieren, zumal dann, wenn es sich um eine Hausgeburt handelte; in Krankenhäusern wird ohnehin das Auftreten einer Gelbsucht durch Phototherapie (fluoreszierende Beleuchtung) behandelt.

Bei der Neugeborenen-Gelbsucht ist die Leber mit ihrem hohen Bedarf an Energie und Sauerstoff für den Ablauf des Stoffwechselprozesses noch nicht voll funktionstüchtig. Folglich kann der Abbau des gelben Farbstoffs Bilirubin nicht schnell genug erfolgen. Fluoreszierende Beleuchtung ist für den Abbau des Bilirubins außerordentlich förderlich; die Störung der Leberfunktion wird dadurch behoben.

Allgemeine Ratschläge

Achten Sie auf die Symptome für eine mögliche Neugeborenen-Gelbsucht. Neben der Haut verfärben sich zumeist auch die Augen gelblich, das Baby wird lethargisch und hat wenig Appetit. Geben Sie dem Kind möglichst viel zu trinken, um das überschüssige Bilirubin aus dem Körper herauszuleiten.

Homöopathische Behandlung

Als Ergänzung zur Phototherapie und auch bei leichten Fällen von Gelbsucht haben sich folgende homöopathische Medikamente bewährt.

Aconitum C1000   In einer einzelnen Gabe ist es das bevorzugte Mittel, um ganz allgemein die kindlichen Startschwierigkeiten zu steuern. Dazu gehört auch das Auftreten von Gelbsucht.

Sulfur D6   ist ein Infektionen vorbeugendes Medikament, ergänzt die Wirkung von Aconitum und wird daran anschließend gegeben, sofern das Baby lebhaft ist, guten Appetit besitzt, aber eine ungesunde, trockene Haut aufweist.

China C6   Sofern das Auftreten der Gelbsucht auf Blutungen oder sonstigen Verlust von Körpersäften zurückzuführen ist, sollten Sie China in der C6-Dosierung anwenden.

Verletzungen bei der Geburt

Obwohl die meisten Geburten problemlos verlaufen, gibt es hin und wieder Schwierigkeiten, wenn sie zu langsam oder auch zu schnell erfolgen. Die dabei eingesetzten Zangen oder auch die Saugglocke können am Körper Ihres Babys, zumal am Kopf, kleinere Verletzungen verursachen, die zu Schwellungen oder sogar Blutergüssen führen.

Allgemeine Ratschläge

Kleinere Schwellungen und leichte Blutergüsse können Sie selbst behandeln. Im Falle von schweren und ernsthaften Verletzungen müssen Sie sich unbedingt an Ihren (homöopathischen) Arzt wenden.

Homöopathische Behandlung

In leichten Fällen oder nach Rücksprache mit dem Arzt sind die nachfolgenden homöopathischen Medikamente für ein schnelles Abheilen bestens geeignet.

Arnica C30 abwechselnd mit Calendula D6 Beide Mittel stehen für die Behandlung von Verletzungen Ihres Babys an erster Stelle, besonders dann, wenn die Geburt lange dauerte, den Einsatz der Zange erforderlich machte und Verletzungen mit Blutergüssen, Schwellungen oder Rissen zur Folge hatte.

Hypericum C6 Es eignet sich zum einen als Folgemedikament nach Arnica und Calendula und zum anderen bei Verletzungen des Nervengewebes.

Apis C6 Sinnvoll ist Apis in jenen Fällen, in denen es zu Schwellungen mit Wasseransammlung gekommen ist.

Staphisagria C6 Es hilft bei allen Schnittverletzungen Ihres Babys.

Blähungskoliken

Koliken während der ersten Monate (sogenannte Drei-Monats-Koliken) sind nicht selten. Sie erfolgen meist nach den Mahlzeiten, belasten jedoch auch die Nachtruhe. Wenn das Baby von einer Kolik befallen wird, beginnt es zu schreien, zieht die Beine an, weist einen aufgeblähten Bauch auf und läuft im Gesicht meist rot an.

Allgemeine Ratschläge

- Um das Entstehen von Blähungskoliken zu vermeiden, sollten Sie das Baby nach den Mahlzeiten gründlich aufstoßen lassen, indem Sie am besten seinen Rücken abklopfen.
- Bieten Sie Ihrem Baby häufig kleinere Mahlzeiten an.
- Um die Nahrungsaufnahme zu normalisieren, verwenden Sie am besten einen Sauger mit größerem Loch, der die Aufnahme von zu viel Luft vermeidet. Ist das Loch im Sauger zu klein, führt dies oft zu kolikähnlichen Blähungsschmerzen beim Baby.
- Oft sind jedoch Koliken auch Reaktionen auf einen Spannungszustand in Ihrem Befinden oder auf Ihre Ängste. In einem solchen Fall versuchen Sie sich optimal zu entspan-

nen (verschiedene Methoden wie Yoga oder autogenes Training).

■ Eine weitere Ursache für Koliken beim Baby können Nahrungsmittel sein, die Sie zu sich genommen haben und deren Spuren sich in Ihrer Muttermilch befinden. Dazu gehören Milchprodukte, Weizen, Kohl, Zitrusfrüchte und andere allgemein blähende Nahrungsmittel.

■ Koliken, die nachts auftreten, lassen sich in aller Regel dadurch lindern, dass Sie Ihr Baby zum Schlafen auf den Bauch legen.

Warnhinweis

Obwohl man davon ausgehen kann, dass Koliken zur normalen Entwicklung eines Säuglings gehören und ihre Ausbildung lediglich homöopathisch gemildert werden muss, sollten Sie in allen Fällen, wo ein Baby offensichtlich in größere Schwierigkeiten gerät, einen (homöopathischen) Arzt zu Rate ziehen.

Homöopathische Behandlung

Für eine Milderung des Zustandes nach einer Kolik bieten sich insbesondere die folgenden homöopathischen Mittel an.

Magnesium phosphoricum C30   Es hilft bei Blähungskoliken, bei denen auch eine leichte Besserung durch Wärme oder durch sanften Druck auf den Bauch erzielt werden kann.

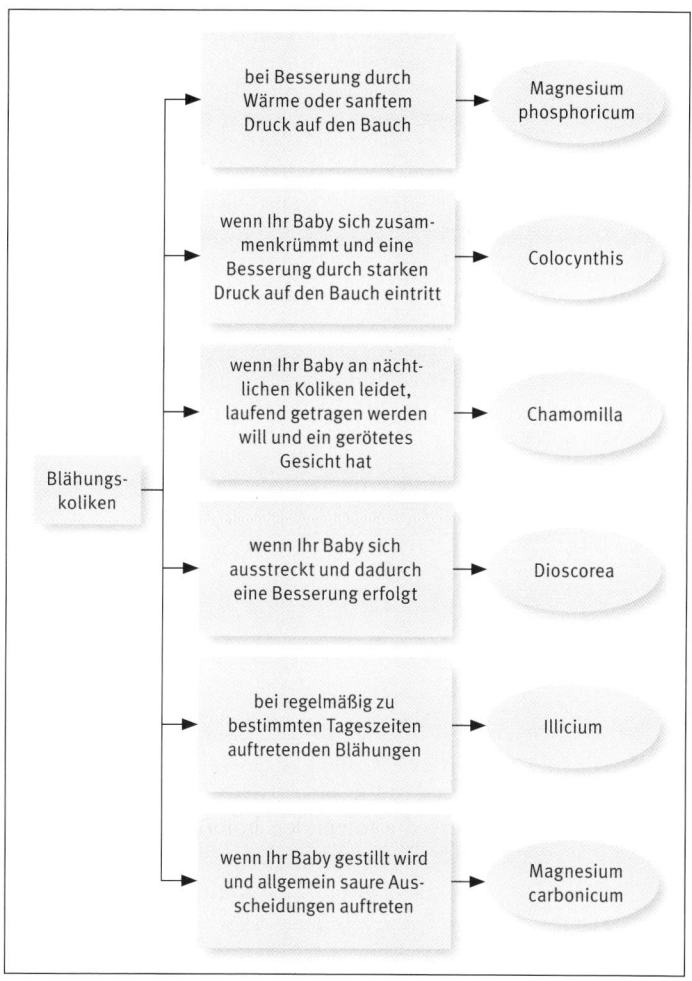

bei Besserung durch Wärme oder sanftem Druck auf den Bauch → Magnesium phosphoricum

wenn Ihr Baby sich zusammenkrümmt und eine Besserung durch starken Druck auf den Bauch eintritt → Colocynthis

wenn Ihr Baby an nächtlichen Koliken leidet, laufend getragen werden will und ein gerötetes Gesicht hat → Chamomilla

Blähungskoliken

wenn Ihr Baby sich ausstreckt und dadurch eine Besserung erfolgt → Dioscorea

bei regelmäßig zu bestimmten Tageszeiten auftretenden Blähungen → Illicium

wenn Ihr Baby gestillt wird und allgemein saure Ausscheidungen auftreten → Magnesium carbonicum

Blähungskoliken bei Säuglingen

Damit ist Magnesium phosphoricum das am meisten gebrauchte Mittel bei solchen Koliken.

Colocynthis C6 Wenn die Kolik sich dadurch anzeigt, dass sich das Baby vor lauter Schmerzen zusammenkrümmt und der Zustand sich höchstens dadurch bessert, wenn auf seinen Bauch ein starker Druck ausgeübt wird, ist Colocynthis angezeigt.

Chamomilla C6 Lindert Blähungskoliken, die sich meist nachts verschlimmern und oft auch einen grünen Durchfall mit üblem Geruch wie nach faulen Eiern hervorrufen. Dabei schreit der Säugling, das Gesicht ist gerötet, er schwitzt, krümmt sich zusammen und wird erst ruhiger, wenn er herumgetragen wird.

Dioscorea C6 Es hilft bei plötzlich auftretenden Blähungskoliken.

Illicium D6 Lindert Blähungen, die sich regelmäßig zu bestimmten Tageszeiten einstellen und sich dadurch anzeigen, dass sich im Bauch starke und knurrende Geräusche bemerkbar machen.

Magnesium carbonicum C6 Insbesondere bei Säuglingen, die gestillt werden und bei denen Koliken bald nach dem Stillen auftreten und von allgemein sauren Ausscheidungen, z. B. Stuhl, Schweiß und Erbrochenem begleitet sind, hilft Magnesium carbonicum.

Schlafstörungen

Schlafstörungen bei Säuglingen können verschiedenste Ursachen haben, z. B. Störungen der Verdauung, möglicherweise auch eine zu große Nahrungsaufnahme, einen zu warmen Schlafraum, eine zu warme Bettdecke oder auch eine psychische Belastung durch Angst vor einer Trennung von der Mutter.

Allgemeine Ratschläge

- In den meisten Fällen ist der Grund für Schlafstörungen ganz einfach ein Hungergefühl des Babys. Im akuten Fall ist es daher angebracht, auch auf Verdacht hin dem Baby die Brust oder das Fläschchen zu reichen. Vielleicht ist es auch sinnvoll, ja nötig, dem Baby am späteren Abend, bevor Sie das Bett aufsuchen, nochmals etwas zum Essen zu geben, um eine Schlafstörung in seiner ersten Schlafphase zu verhindern.

- Gelingt es Ihnen nicht, Ihr Baby wiederum zum Schlafen zu bringen, so könnte es sich vielleicht um Blähungskoliken handeln, die ihm den Schlaf rauben. In einem solchen Fall versuchen Sie, es zum Aufstoßen zu bringen, indem Sie ihm sanft auf den Rücken klopfen. Oft ist in einem solchen Fall auch lediglich die Windel zu wechseln.

- Manchmal wacht Ihr Baby nur auf, weil es friert, sei es, weil es seine Bettdecke abgeworfen hat oder weil das Zimmer insgesamt zu kalt ist.

- Vielleicht ist Ihr Kind einfach nur unruhig. Das beste Gegengewicht besteht darin, in den Tagesablauf eine gewisse Regelmäßigkeit zu bringen.

Warnhinweis
Im Falle lang andauernder Schlafstörungen sollten Sie
Verbindung mit Ihrem (homöopathischen) Arzt aufnehmen,
um die Sachlage abzuklären.

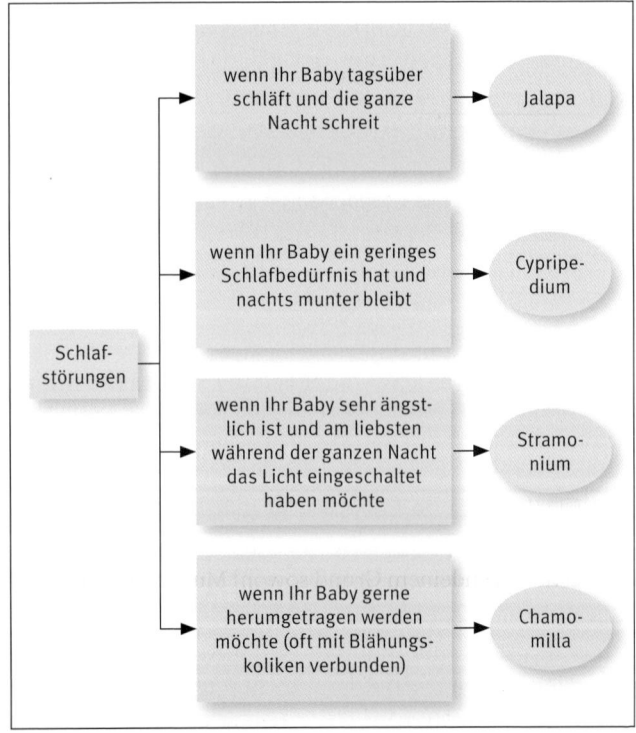

Schlafstörungen bei Säuglingen

Homöopathische Behandlung

Jalapa C6   Wenn der Tagesablauf keinen Hinweis auf eine katastrophale Entwicklung in der darauffolgenden Nacht zulässt, die Nacht selbst jedoch zu einer einzigen Belastung wird, weil das Baby einfach nicht zur Ruhe kommt und dauernd schreit, verabreichen Sie Jalapa.

Cypripedium C6   Weist das Baby nur einen geringen Bedarf an Schlaf auf und beginnt nach plötzlichem nächtlichem Erwachen fröhlich in seinem Bettchen zu spielen, geben Sie ihm zur Beruhigung Cypripedium.

Stramonium C6   Wacht das Kind nachts plötzlich auf und kann vor Unruhe nicht mehr einschlafen, möchte am liebsten die ganze Nacht über das Licht eingeschaltet haben, dann ist Stramonium zur Beruhigung bestens geeignet.

Chamomilla C6   ist ideal, wenn das recht quengelige Baby zugleich unter Blähungskoliken leidet und fiebrig ist.

Milchunverträglichkeit

Nicht selten reagiert Ihr Baby mit Durchfall oder Erbrechen, weil es aus irgendeinem Grund sowohl Muttermilch als auch Milchpräparate schlecht verträgt.

Allgemeine Ratschläge

Die beste Maßnahme bei Kuhmilch-Unverträglichkeit besteht darin, Ihr Baby so lange wie möglich zu stillen. Sind Sie dazu nicht mehr in der Lage, können Sie versuchen, die Milchunverträglichkeit und das damit verbundene Allergierisiko dadurch zu mindern, dass Sie Ihrem Baby sogenannte hypoallergene Fertigmilchnahrung verabreichen. Besprechen Sie sich in einem solchen Fall mit Ihrem Arzt. Vielleicht wird er Ihnen sogar den Rat geben müssen, völlig auf Kuhmilch zu verzichten; oft gilt dies auch für Ersatzprodukte aus Sojaeiweiß.

Warnhinweis
Bei länger anhaltenden Schwierigkeiten sollten Sie mit Ihrem (homöopathischen) Arzt Kontakt aufnehmen; beim Gebrauch von Milchpräparaten ist es ratsam, bei einem einmal erprobten Mittel zu bleiben.

Homöopathische Behandlung
Milchunverträglichkeit kann durch eines der folgenden Homöopathika gemildert werden.

Calcium carbonicum C30   Bei kräftigen Säuglingen, die leicht frösteln und sich daher schnell erkälten, ist Calcium carbonicum zu verabreichen. Symptomatisch ist auch der weiße Stuhl.

Calcium phosphoricum D12   Bei Säuglingen, die gestillt werden, aber nach dem Stillen unter Blähungen leiden, hilft Calcium phosphoricum. Meist ist ihr Appetit nach Muttermilch ungebrochen; diese wird jedoch nach der Aufnahme sofort wieder erbrochen. Calcium phosphoricum ist angezeigt bei

Babys, die sich sehr leicht erkälten, jedoch zu wenig Schweißentwicklung neigen.

Aethusa C6 sollte bei einer allgemeinen Milchunverträglichkeit, die dazu führt, dass der Säugling unmittelbar nach dem Stillen die Milch geradezu in großen Gerinnungsklumpen sofort wieder erbricht, angewendet werden. Meist tritt auch ein dünner und grüner Stuhl auf, bei dem unverdaute Bestandteile sichtbar werden. Ist der Brechvorgang beendet, so überfällt das Baby durch die Schwächung des gesamten Körpers eine große Schläfrigkeit. Trotzdem ist sein Verlangen nach Nahrung weiterhin vorhanden.

Antimonium crudum C6 Dies Mittel hilft, wenn die Milch nach dem Stillen in geronnenem Zustand erbrochen wird, das Baby jedoch eine weitere Aufnahme von Nahrung verweigert und sich in seiner Unruhe energisch gegen Berührungen zur Wehr setzt.

Magnesium carbonicum C6 Ideal bei Babys, die gestillt werden und bei denen die Milch unverdaut erbrochen wird, wobei der gesamte Körper durch sauren Schweiß oder Aufstoßen sauer riecht und auch der Stuhl grün und sauer ist. Auch Babys, die mit Milchpräparaten aufwachsen, aber im Allgemeinen viel zu schnell trinken und dabei Luft schlucken, sprechen gut auf dieses Mittel an.

Carbo vegetabilis D6 wird Babys gegeben, die gestillt werden, jedoch während des Saugens recht unruhig sind und

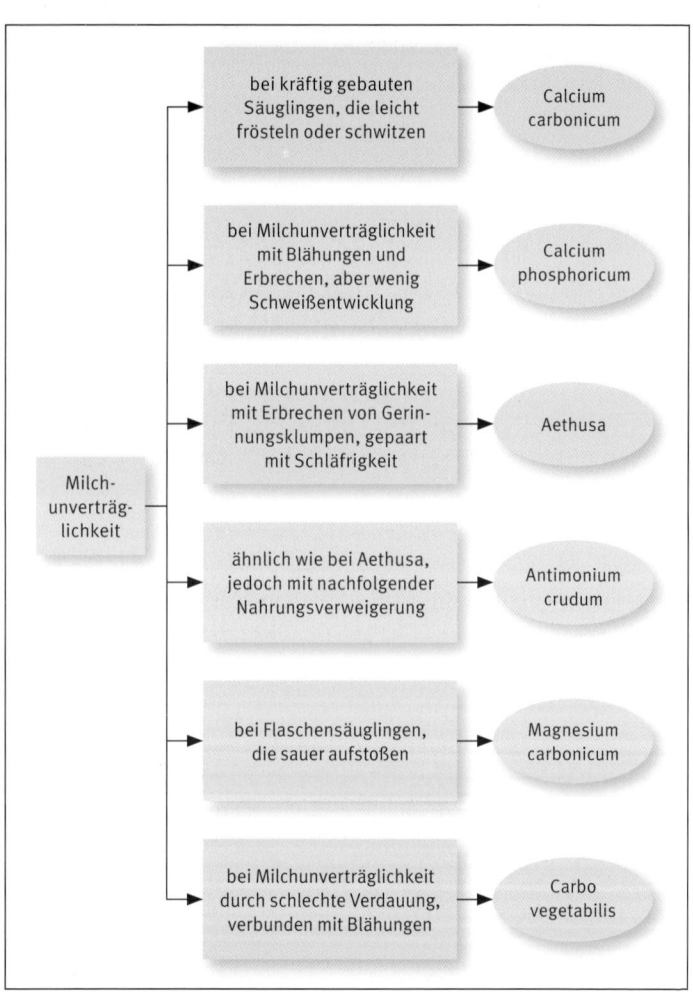

Milchunverträglichkeit bei Säuglingen

Schwierigkeiten haben, nach dem Stillen aufzustoßen. Gleichzeitig nimmt die Verdauung der Milch so viel Zeit in Anspruch, dass die Milch zu gären beginnt und Blähungen hervorruft.

Milchschorf

Unter Milchschorf versteht man ein in den ersten drei Lebensmonaten des Babys sehr häufig auftretendes Hautekzem. Manchmal tritt es mit zwei anderen atopischen Krankheiten auf – z. B. Asthma und Heuschnupfen. Mit Atopien bezeichnet man allergische Erkrankungen, von denen Asthma, Heuschnupfen und Hautekzeme die wichtigsten sind. Sie sind vererbbar.

Das Hautekzem nimmt meist seinen Anfang im Backenbereich und beginnt sich dann über das ganze Gesicht bis zum Hals, den Achselhöhlen und jenen Körperpartien auszubreiten, die von der Windel bedeckt sind. Dazu kommt ein starker Juckreiz, der dem Baby den Schlaf raubt.

Allgemeine Ratschläge

An erster Stelle steht eine vorsichtige und sanfte Reinigung der verschorften Hautpartien, die danach gut abzutrocknen sind. Um den Juckreiz zu lindern, eignet sich Kleidung aus Baumwolle am besten. Eine zusätzliche Hilfe können kühlende feuchte Umschläge oder Bäder mit fetthaltigen Zusätzen, insbesondere Ölbäder sein. Weniger günstig sind Kleidungsstücke aus Wolle oder Kunststoff und ganz allgemein eine zu warme Kleidung.

Homöopathische Behandlung

Eine Linderung, mitunter sogar eine Heilung, ist durch eines der nachstehenden homöopathischen Medikamente durchaus die Regel; sollte sich jedoch innerhalb eines Monats keine Besserung einstellen, konsultieren Sie bitte Ihren (homöopathischen) Arzt.

Vinca minor C6   Wenn der Milchschorf dazu geführt hat, dass auf der Kopfhaut Flecken, Schorf und Krusten sind, die eine Flüssigkeit absondern, sollten Sie Vinca minor verwenden.

Viola tricolor C6   Dies Mittel hilft bei Ekzemen, die den gesamten Bereich von Gesicht und Kopfhaut befallen haben, dicken Schorf aufweisen und einen starken Juckreiz hervorrufen. Als Begleitsymptome treten geschwollene Lymphdrüsen auf; die Haut befindet sich in einem trockenen Gesamtzustand.

Graphites C6   Hier sind im Gegensatz zu Viola tricolor die vom Ekzem befallenen Hautbereiche feucht und sondern ein übel riechendes, klebriges Sekret ab. Ein typisches Milchschorfgebiet für Graphites befindet sich hinter den Ohren.

Calcium carbonicum C30   Zahlreiche Babys benötigen unabhängig von der eigentlichen Erkrankung an Milchschorf eine konstitutionelle Behandlung mit Calcium carbonicum. Gemeinsam ist diesen Babys ein relativ dicker Bauch und ein allgemein kräftiger Körperbau, eine auffallende Gesichtsblässe, ein säuerlich riechender Schweiß, manchmal auch

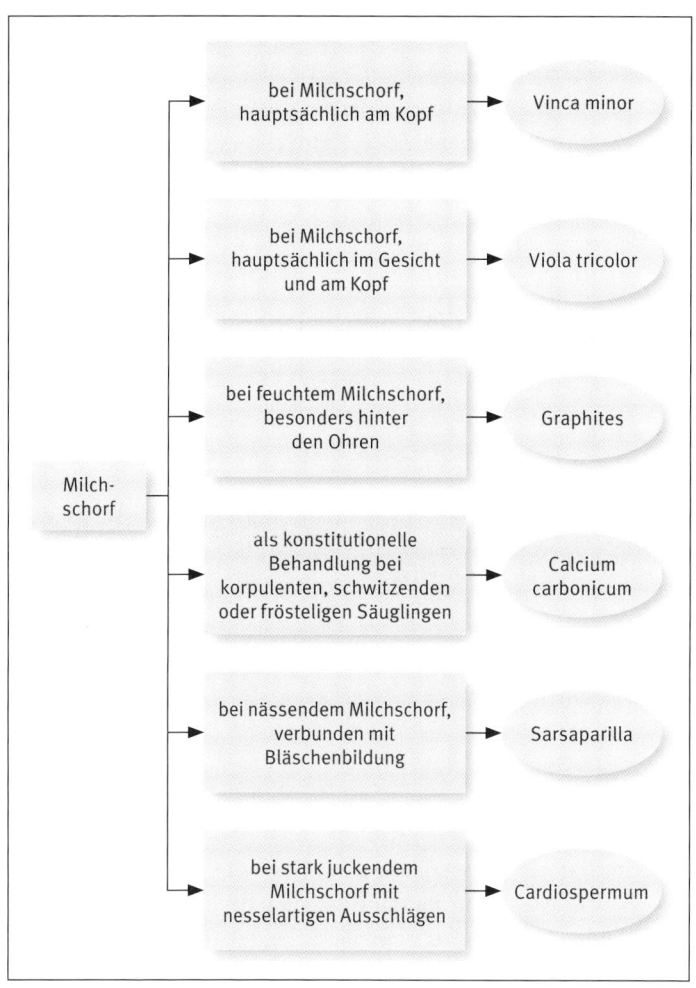

Milchschorf

ein säuerlicher Durchfall. Ferner ist Calcium carbonicum angebracht, wenn Anzeichen für allergische Reaktionen vorliegen. Bei Milchschorf, der zu Entzündungen führen kann, die trocken bleiben oder auch Sekrete mit gelblicher oder weißer Färbung ausscheiden, führt Calcium carbonicum zur Besserung.

Sarsaparilla C6 ist ein geeignetes Mittel, wenn die nässenden Hautekzeme im Bereich des Kopfes zur Bildung von Eiter und Pusteln führen; auch dann, wenn sie bei faltiger Haut trocken bleiben und nur zu einem Ausschlag mit Bläschenbildung führen, kann Sarsaparilla den Krankheitsverlauf günstig beeinflussen.

Cardiospermum D6 und Cardiospermum-Salbe Dieses Medikament hat eine ähnliche Wirkung wie Kortison. Es eignet sich für eine kombinierte Behandlung von Milchschorf, wenn die Ausschläge nesselartig sind, mit Schwellungen einhergehen und eine bläulich-rote Farbe aufweisen, und allgemein stark juckenden Hautpartien.

Calendula-(Urtinktur)-Öl (zur äußeren Anwendung) Von Milchschorf betroffene Hautpartien reinigen Sie gründlich und sanft mit einer frischen Calendula-Lösung (10 Tropfen auf ½ Liter Wasser). Danach sollten Sie die Haut gründlich abtrocknen. Bei bereits verschorften Stellen lässt sich der Schorf leicht lösen, wenn Sie Calendula-Öl anwenden. Nach der Reinigung und dem Trockentupfen sollten Sie Cardiospermum-Salbe auftragen.

Windelausschlag (Windeldermatitis)

Windelausschläge sind entzündliche Hautreaktionen, die recht häufig auftreten und verschiedene Ursachen haben können. Meist sind es Stuhl und Urin, die zu einem rötlichen Ausschlag auf dem Gesäß führen, manchmal begleitet von Durchfall und Fieber. Möglicherweise sind es aber auch die Plastikhöschen, welche die Verdunstung von Körperflüssigkeit verhindern, wodurch die Windeln dauernd feucht bleiben und ein geeignetes Milieu für Bakterien bilden. Windelausschläge können auch durch Rückstände von Waschmitteln verursacht werden.

Allgemeine Ratschläge

- Ideal ist natürlich, sofern sich das Baby in einem trockenen und warmen Raum aufhält, wenn Sie das Baby ohne Windel lagern.
- Ist es zu einem Windelausschlag gekommen, reinigen Sie zunächst die vom Ausschlag angegriffene Hautpartie mit klarem Wasser, tupfen diese anschließend mit sterilen Baumwolltupfern trocken und tragen sodann Calendula-Salbe auf.
- In jedem Fall sollte der Windelwechsel in kurzen Abständen erfolgen und Windeln aus Stoff verwendet werden.

Zur Beachtung
Bei der Vielzahl möglicher Ursachen, zu denen auch noch unbekannte, tiefer liegende hinzutreten können, ist es – zumal bei ausbleibendem Erfolg nach der Anwendung eines der folgenden homöopathischen Mittel – angezeigt, einen (homöopathischen) Arzt hinzuziehen, der dann gegebenenfalls eine konstitutionelle Behandlung einleitet.

Homöopathische Behandlung

Graphites C6 Wenn der Ausschlag bereits zu einer Krustenbildung und zu einer Absonderung eines gelblichen und übel riechenden Sekrets geführt und auf den Unterbauch übergegriffen hat, sollten Sie Ihrem Baby Graphites verabreichen.

Sulfur D6 eignet sich zur Behandlung, wenn sich der Körper des Babys heiß anfühlt, es sich in der Wärme und beim Baden schlechter fühlt und im Gegensatz dazu besser an der frischen Luft. Der mit Sulfur zu behandelnde Hautausschlag ist dabei rot, trocken und schuppig.

Rhus toxicodendron C6 Ist die juckende Haut mit kleinen Bläschen bedeckt und bessert Wärme den Zustand, ist die Behandlung mit Rhus toxicodendron angezeigt.

Chamomilla C6 ist das bevorzugte Mittel bei schwierigen und quengeligen Säuglingen, bei denen der Windelausschlag zu einer starken Rötung des gesamten Gesäßbereichs geführt hat. Oft geht dieser Zustand mit einer ständigen Bereitschaft

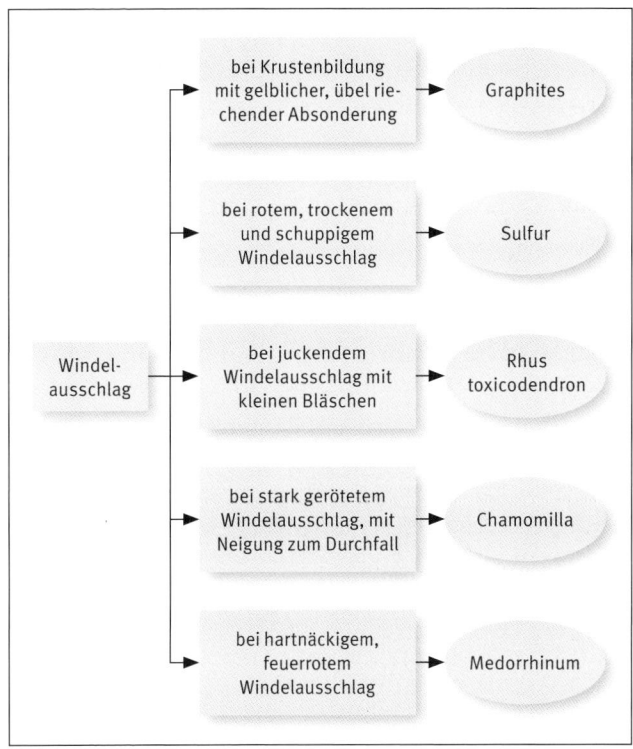

Windelausschlag

zum Durchfall einher, was ein Abheilen des Wundseins verhindert und dazu führt, dass der Säugling andauernd schreit.

Medorrhinum C200 (Einzelgabe) Bei Säuglingen, die beim Schlafen die Knie-Ellenbogen-Lage bevorzugen und gerne auf dem Gesicht liegen, ist die Gabe von Medorrhinum geeignet. Dabei ist der Windelausschlag außerordentlich hartnäckig und befällt in einem feuerroten Ausschlag Genitalien und Gesäß.

Calendula-Salbe (zur äußeren Anwendung)   ist eine besonders gute Heilsalbe, die das Wundsein mildert und gegenüber den sonst üblichen Salben zu bevorzugen ist.

Verstopfte Nase

Eine verstopfte Nase hat ihren Grund meist in einer Entzündung der Nasenschleimhäute und kann dazu führen, dass die Nase völlig dicht ist. In jedem Fall führt sie jedoch zu einer ernsthaften Behinderung der Atmung mit Auswirkungen auf den gesamten Gesundheitszustand des Säuglings.

Zur Beachtung
Möglicherweise handelt es sich bei der verstopften Nase nicht um eine Erkältungskrankheit, sondern um eine allergische Erkrankung, die nur vom homöopathischen Arzt behandelt werden kann.

Allgemeine Ratschläge

- Schon ein helles und gut gelüftetes Zimmer kann dazu beitragen, Ihr Baby vor einem anhaltenden Schniefen zu schützen.
- Ziehen Sie Ihr Kind nicht zu warm an.

- Geben Sie Ihrem Baby ausreichend zu trinken, damit der Nasenschleim nicht eintrocknet.
- Günstig wirkt sich leicht feuchte Raumluft aus. Bringen Sie Verdunster an den Heizkörpern an oder legen Sie feuchte Tücher darauf.
- Eine ganz wesentliche Hilfe stellt die sogenannte Kochsalz-spülung dar. Dabei stellen Sie eine milde Kochsalzlösung mit 1 g Speisesalz auf 1 dl Wasser her und träufeln mit einer Plastikspritze 5-mal täglich 2 bis 3 Tropfen in die Nase Ihres Babys.
- Da eine verstopfte Nase Ihr Baby schlecht zur Ruhe kommen lässt, richten Sie es bitte so ein, dass Sie immer in seiner Nähe sind, um es zu beruhigen.

Homöopathische Behandlung

Folgende homöopathische Mittel sind geeignet, die Verstopfung der Nase zu beseitigen.

Sambucus C6   Behandeln Sie mit Sambucus, wenn der Schnupfen lange anhält oder wiederkehrt und die verstopfte Nase den Säugling am Atmen und Trinken hindert, er schließlich aus Atemnot nicht durchschlafen kann.

Sticta pulmonaria C6   Geben Sie Sticta pulmonaria, wenn der Schnupfen trocken ist und sich trockene Borken bilden.

Nux vomica C6   Ist die Nase nachts verstopft und läuft tagsüber, behandeln Sie mit Nux vomica. Warme Räume verschlimmern, frische Luft bessert den Zustand.

Luffa D6 eignet sich immer dann, wenn z. B. durch die Verwendung von Nasentropfen die Nase eher trocken ist und sich an der Wandung der Nase bereits Schorf bildet.

Ammonium carbonicum C6 Kann das Kind wegen der verstopften Nase nicht einschlafen, weil es nicht richtig Luft bekommt, hilft Ammonium carbonicum.

Anhang

Nützliche Anschriften

Wenn Sie Schwierigkeiten haben, einen geeigneten Homöopathen zu finden, wenden Sie sich am besten an eine der im Folgenden genannten Organisationen und Fachverbände:

Homöopathie-Forum
Grubmühlerfeldstraße 14 b
82131 Gauting
Tel.: 089 89355765
info@homoeopathie-forum.de

August-Weihe-Institut
für homöopathische Medizin
Benekestraße 11
32756 Detmold
Tel.: 05231 34151
info@august-weihe-institut.de

Hahnemann-Gesellschaft
Tucholskystraße 13
14712 Rathenow
Tel.: 03385 498268
bph-rk@t-online.de

Verband Deutscher
Heilpraktiker e. V.
Ernst-Grote-Straße 13
30916 Isernhagen
Tel.: 0511 616980
info@heilpraktiker-vdh.de

Deutsche Homöopathie-Union
Ottostraße 24
76202 Karlsruhe
Tel.: 0721 409301
info@dhu.de

Deutscher Zentralverein
homöopathischer Ärzte e. V.
Am Hofgarten 5
53113 Bonn
Tel.: 0228 2425330
sekretariat@dzvhae.de

Weiterführende Literatur

Friedrich P. Graf: Ganzheitliches Wohlbefinden – Homöopathie für Frauen. Herder Verlag

Sven Sommer: Homöopathie, heilen mit der Kraft der Natur. Schnelle Hilfe für die ganze Familie. GU Verlag

Dana Ullmann: Homöopathie für Kinder. Fischer Verlag

Markus Wiesenauer/Annette Boes: Homöopathie für die ganze Familie. Hirzel Verlag

Markus Wiesenauer, Reinhild Berger: Homöopathie fürs Kind. MedPharm

Markus Wiesenauer, Reinhild Berger: Homöopathie für Frauen. Homöopathischer Ratgeber bei häufig auftretenden Erkrankungen in der Frauenheilkunde. MedPharm

Markus Wiesenauer/Suzann Kirschner-Brouns: Das große Homöopathie Handbuch, GU Verlag

Markus Wiesenauer: Quickfinder Homöopathie für Kinder. GU Verlag

Benutzte Literatur

Allen, H. C., Keynotes and Characteristics of the Materia Medica, Jain Publishers, New Delhi, 1982

Boericke, William, Materia Medica with Repertory, Jain Publishers, New Delhi, 1984

Roger Morrison, Desktop Guide, Hahnemann Clinic Publishing, U.S.A., 1993

Horst Barthel, Charakteristika homöopathischer Arzneimittel, Barthel & Barthel Verlag, Berg 1993

Lockie & Geddes, Frauen-Handbuch der Homöopathie, Verlag Zabert Sandmann, München 1994

Graf, Homöopathie für Hebammen und Geburtshelfer, Elwin Staude Verlag, Hannover 1995

Murphy, Homöopathie Medical Repertory, IBPS; New Delhi 1994

Ruddock, The common Diseases of Women, Indian Books and Periodicals Syndicate, New Delhi 1993

Yingling, The Accoucheurs Emergency Manual, B. Jain Publishers, New Delhi 1993

Borland, Homoeopathy for Mother and Infant, B. Jain Publishers, New Delhi 1984

Register